Hartman / Fithian · Jeder Mann kann

William Hartman / Marilyn Fithian

# Jeder Mann kann

## Die Erfüllung männlicher Sexualität

Ullstein

 Titel der Originalausgabe *Any Man Can.* The Multiple Orgasmic Technique For Every Loving Man. Erschienen bei St. Martin's Press, New York

Aus dem Amerikanischen von Dr. Jürgen Behrens

Satz: Utesch Satztechnik GmbH, Hamburg
Druck und Einband: May & Co, Darmstadt
Umschlagkonzeption: Bärbel Miebach
Printed in Germany 1985
ISBN 3 550 07735 1

# *Inhalt*

## *Einleitung*

Bei den meisten Männern von heute ist die Flut von Literatur, die im letzten Jahrzehnt über weibliche Sexualität erschienen ist, nicht unbemerkt geblieben. Darunter war in der Tat mehr als genug, was viele normale Männer dazu veranlaßt hat, voller Verzweiflung das Handtuch zu werfen. Was sollte wohl einen Mann veranlassen, sich anzustrengen für einige Augenblicke flüchtiger Lust?

Bis auf den heutigen Tag erweckt die einschlägige Literatur den Eindruck, daß dies noch das einzige ist, auf das ein Mann sich allenfalls Hoffnungen machen kann. Bücher und Sexualtherapeuten fordern eindringlich von ihm, zu erkennen, was es heißt, ein gefühlvoller Mann zu sein, und erklären, daß das Maß an Freuden, auf die er rechnen darf, abhängig ist von dem Maß an Lust, das er in seinem Partner zu erwecken vermag. Beständig wird auf die Frustration von Frauen hingewiesen, die mit Männern zu tun haben, die nach vaginaler Penetration »zu früh ejakulieren«. Männliche Leser werden an ihre Verantwortung erinnert, ihren weiblichen Partnern zu optimaler Befriedigung zu verhelfen, welchen Aufwand an Zeit und Mühe es sie auch kosten möge.

Gewiß eine bedrückende Situation.

Während vor Beginn der 60er Jahre nur allzu viele Frauen von sexueller Lust ganz ausgeschlossen waren, hat während der letzten zehn bis zwanzig Jahre ausschließlich die Befriedigung der Frau im Vordergrund gestanden.

Das Ergebnis war die Erschaffung sexueller »Prinzessinnen«, die ihre männlichen Partner mit ihren Erwartungen nach sexuellem Minnedienst nicht selten einschüchterten. Es wurde höchste Zeit, auch der Lust des Mannes wieder mehr Aufmerksamkeit zuzuwenden.

Bereits zu Beginn ihrer Untersuchungen, die in den späten 60er Jahren aufgenommen wurden, erkannten William Hartman und Marilyn Fithian, Co-Direktorin des Center for Marital and Sexual Studies, daß einige ihrer männlichen Versuchspersonen durch Verlängerung der Dauer des Geschlechtsaktes genau so viel sexuelle Lust empfanden wie ihre Partnerinnen. Diese Männer waren durchaus keine schlichten Macher, die Orgasmusprinzessinnen in wilde Erregung versetzten; sie erlebten selbst genau so viele Orgasmushöhepunkte, wie sie sie ihren Partnerinnen verschafften, und die wechselseitige Lust führte zu echter, zärtlicher Vertrautheit. Es waren diese Männer, die uns Anregungen zu unseren Forschungen gaben, die schließlich zu dem vorliegenden Buch über den mehrfachen Orgasmus des Mannes führten.

Als das Center for Marital and Sexual Studies in Long Beach, Kalifornien, eingerichtet wurde, faßte das Beratergremium den Beschluß, daß Hartman und Fithian »Untersuchungen über menschliches Sexualverhalten im Labor durchführen und sexuelle Störungen behandeln sollten«. Beide Wissenschaftler sowie das Beraterteam gingen von der Annahme aus, daß ihre Hauptarbeit darin bestehen würde, sexuelle Störungen zu behandeln. Das sollte sich bestätigen.

Indessen erkannten sie schon sehr bald, daß viele der Männer und Frauen, die sie um Hilfe baten, völlig außerstande waren, mit anderen Personen auch nonverbal – geschweige denn sexuell – umzugehen. Sie wollten einander berühren und Zuneigung zeigen, doch wußten sie nicht, wie sie es anfangen sollten. Oftmals wagten sie nicht einmal den Versuch, aus Angst, sie könnten zurückgewiesen werden, oder weil sie davon ausgingen, daß jeder Körperkontakt unvermeidlich zum Geschlechtsverkehr führen würde. Einige wieder waren konditioniert, jede Art von körperlicher Nähe zu vermeiden. Um dieser Gruppe von Klienten zu helfen, entwickelten Hartman und Fithian eine Behandlungsmethode. Ein wichtiger Bestandteil war das Erlernen von behutsamen gegenseitigen Berührungen und Zärtlichkeiten ohne Anspruch darauf, daß ein derartiger Kontakt eine Vorbereitung zum Geschlechtsverkehr sein müsse. Ein Bericht über diese Technik wurde in dem Buch »Treatment of Sexual-Dysfunktion« veröffentlicht.

Warum eigentlich soll man sexuelle Probleme auf diese Weise angehen? Weil Hartman und Fithian sehr schnell zu der Erkenntnis gelangten, daß die meisten Patienten zwar den Wunsch hatten, ihre Zuneigung zum Ausdruck zu bringen, doch sich dazu nicht in der Lage fühlten. Sie wollten mehr als nur ihre sexuellen Gewohnheiten verbessern, wollten lernen, wie man Gefühle miteinander teilen kann, wollten frei werden von erziehungsbedingten Hemmungen. Ihr sexueller Umgang miteinander sollte die tief empfundene Liebe füreinander ausdrücken, doch diese Beweise der Zuneigung sollten abgekoppelt sein von der Angst, gewissen Standards im sexuellen Verkehr nicht gerecht zu werden. Der Weg über eine nicht-fordernde Zärtlichkeit zur Lösung sexueller Schwierigkeiten, wie er von Hartman und Fithian empfohlen wurde, führte gewöhnlich zur Beseitigung der Probleme.

Angesichts solcher hoffnungsvollen Ansätze muß logisch erscheinen, daß die wichtigste Zielsetzung des Centers weiterhin darin bestehen sollte, den Ratsuchenden dabei zu helfen, zärtliche Intimität füreinander zu entwickeln, die ihrem Leben zu Freude und Glück verhilft. Da wechselseitige sexuelle Lust ein wünschenswerter Aspekt dieser Intimität ist, ist es ebenso folgerichtig, daß Hartman und Fithian sich dem Problem zugewandt haben, das sich aus der Ungleichheit im Sexuellen Verhalten des Mannes und der Frau ergibt.

Das Gefühl von Wärme und Intimität wächst, wenn ein Liebespaar sich Zeit lassen kann – wenn beide Partner wirklich den Wunsch haben, die Zeit zu verlängern, die sie mit der Liebe verbringen. Wenn ein Mann im Sex nicht mehr sieht als einen schnellen Aufgalopp von fünf Minuten bis zur Ejakulation und die Frau sich Stunden reiner Wonne erhofft, dann werden sie gewiß keine befriedigende Form des sexuellen Umgangs miteinander herstellen können.

Demgemäß ist dieses Buch nur streckenweise eine Anleitung dazu, »wie man's macht«. Weitaus wichtiger für das Glück jener Paare, die es lesen werden, ist das, was über Intimität und ihr Verhältnis zur Wechselseitigkeit gesagt wird. Keine Vereinigung kann gelingen, wenn die eine Seite immer nur gibt, die andere nur nimmt. Es muß ein Gleichgewicht erzielt werden. Wenn ein Mann der rauschhaften Erfahrung des multiplen Orgasmus in gleicher Weise fähig ist wie die Frau, wird er kaum Gründe haben, an den Forderungen Anstoß zu nehmen, die seine Partnerin an ihn stellt. Wenn Mann und Frau auf diesem Weg zusammenarbeiten, werden sie wechselseitig die Ekstase echter Erfüllung erreichen.

Es gibt bestimmte vorgezeichnete Schritte, die ein Mann tun muß, um diese Technik zu beherrschen. Voraussetzungen dafür sind natürlich eigene Bemühungen und der starke Wunsch, etwas zu verbessern. Sobald ein Mann die Fähigkeit entwickelt hat, ein ausgedehntes körperliches Beisammensein zu genießen, wird er empfänglicher für das Erlebnis, Wärme, Nähe und Intimität des Gefühls mit dem anderen zu teilen. Wenn jemand so belohnt werden will, ist die Mühe, das zu erreichen, in der Tat sehr gering.

## *Wovon sprechen wir überhaupt?*

Wir sprechen über Männer, die das Vergnügen haben können, einen Orgasmus nach dem anderen zu bekommen. Davon, daß ein Mann, der erfahren hat, daß seine Partnerin mit anderen Männern schläft, dieser quälenden Spannung ein Ende bereiten kann, statt in einen verzweiflungsvollen Wettbewerb mit diesen unbekannten Liebhabern einzutreten. Wir sind überzeugt, daß ein Mann, der den Wunsch hat, das Liebesspiel auszudehnen, weil es ihm Lust verschafft, einer Frau weitaus mehr geben kann als der talentierteste Liebhaber, der seine Sache aus Pflichteifer tut oder dem Konkurrenzängste zu schaffen machen. Um unseren Lesern dabei zu helfen, dieses Ziel zu erreichen, müssen wir zuerst einige Mißverständnisse über die männliche Sexualität ausräumen.

Das größte Hemmnis, das Männer überwinden müssen, wenn sie den multipeln Orgasmus für sich erreichen wollen, ist der verbreitete Glaube, daß Orgasmus und Ejakulation untrennbar miteinander verbunden sind. Dieser Glaube ist anscheinend etwa um dieselbe Zeit in den westlichen Kulturen aufgekommen wie die Vorstellung vom weiblichen Desinteresse an der Sexualität. Zahlreiche Bücher zu diesem Thema haben diese Auffassung inzwischen widerlegt.

Ejakulation und männlicher Orgasmus sind nicht synonym. Zu dieser Erkenntnis gelangten wir in unserem Labor, als 33 Männer unabhängig voneinander behaupteten, daß sie multiorgasmisch seien und diese Behauptung auch unter Beweis stellten. Messungen und Aufzeichnungen bestätigten, daß diese Männer während einer Sitzung deutlich erkennbar wieder und wieder einen Orgasmus erreichen konnten – genauso wie einige Frauen. Solange wir nicht die Namen der betreffenden Personen wußten, konnten wir tatsächlich nicht einmal auseinanderhalten, ob das Diagramm, das wir gerade prüften, von den multi-orgasmischen Reaktionen eines Mannes oder einer Frau stammte.

Damit war unsere Neugier geweckt. Wir verglichen die Blätter anderer männlicher Testpersonen, die nicht die Fähigkeit für sich beansprucht hatten, multiplen Orgasmus zu erleben, jedoch nach eigenen Aussagen überaus erfolgreich in ihren sexuellen Beziehungen waren. Auch bei ihnen zeigten sich ähnliche Höhepunkte. Wir folgerten daraus, daß wahrscheinlich auch sie multiple Orgasmen hatten, die unbemerkt geblieben waren, weil sie Orgasmus und Ejakulation als identisch ansahen und nicht bei jedem erreichten Höhepunkt ejakuliert hatten. Für uns ein Zeichen dafür, daß der multiple Orgasmus beim Mann weitaus häufiger ist, als wir angenommen hatten.

Der nächste Durchbruch gelang uns nach Ablauf einiger Jahre. Wir veranstalteten häufig Vorträge in den Vereinigten Staaten und im Ausland, und wann immer wir das Thema des multiplen Orgasmus in die Diskussion brachten, begegneten wir einem regen Interesse. Regelmäßig kamen Männer nach unserem Vortrag zu uns und berichteten, daß auch sie multiorgasmisch seien. Das lebhafteste Echo kam von Männern, die mit Hypnose zu tun hatten und Übung darin hatten, sich selbst zu hypnotisieren. Das ist keineswegs überraschend. Man muß wissen, wie man sich entspannt, bevor man die multi-orgasmische Reaktion beherrscht, genauso wie man sich entspannen muß, um zu einer Selbsthypnose zu gelangen.

## Ist jeder Mann dazu imstande?

Bald nachdem wir unsere Untersuchungen über die ersten 33 Männer abgeschlossen hatten, gelangten wir zu der Erkenntnis, daß alle die Fähigkeit erworben hatten, mehrfache Orgasmen zu erleben. Das kam nicht ganz unerwartet. Die meisten sexuellen Funktionen scheinen erlernt zu sein. Selbst diejenigen, die nicht gründlich aufgeklärt worden sind (und das betrifft auch heute noch viele von uns), lernen aus Büchern, Gesprächen mit Gleichaltrigen und durch einschlägige Witze und Filme. Je besser die Unterweisung, desto geschickter wird auch der Eingeweihte. Also lautet die nächste wichtige Regel für einen Mann, der die Technik multipler Orgasmen erlernen will: Andere haben gelernt, mehrfach Orgasmen zu haben – Du kannst es auch.

Bevor wir fortfahren, muß eine Behauptung widerlegt werden. Von Kindheit an wurden wir belehrt, daß Männer und Frauen – Jungen und Mädchen – verschieden sind. Äußerlich betrachtet, scheint diese Feststellung schwer zu widerlegen, doch bereits ein kurzer Blick auf die genitale Entwicklung des Fötus zeigt uns, wie falsch diese Auffassung ist.

Zum Zeitpunkt der Empfängnis ist der Fötus geschlechtslos. Er ist einfach ein lebender Organismus mit unentwickelten Organen. Das ändert sich nach fünf Wochen. Dort, wo schließlich das Wachstum der Genitalien einsetzen wird, bilden sich zunächst eine Reihe von Faltungen in der Außenhaut sowie primitive innere Organe, die denen der Frau ähnlich sind. Wollte man das Geschlecht des Fötus im Alter von fünf Wochen bestimmen, müßte man zu dem Schluß gelangen, daß er weiblich ist.

Während der sechsten und siebten Lebenswoche zeigt der weibliche Fötus eine feinere Ausbildung der Klitoris und der Hautfalten, die dann später zur Labia minor und Labia major werden (große und kleine Schamlippen). Beim männlichen Fötus beginnt der »klitoritale Stamm« zu wachsen, und es bildet sich ein winziger Penis, während die Hautfalten, die bei der Frau die Schamlippen ausmachen, sich schließen und einen Sack bilden. Wenn Sie ein Mann sind, schauen Sie sich Ihre Hoden und Ihren Penis an: Sie sehen dann eine feine Nahtlinie, griechisch Raphe genannt, die den Samenleiter oder Ductus deferens kennzeichnet, der sich zu jener Zeit der Entwicklung des männlichen Fötus ausbildet. Bei voller Ausreifung schieben sich die Testikel in den Sack, der durch das »Säumen« der Raphe entstanden war.

Inzwischen entwickeln sich im Körperinneren des weiblichen Fötus der Eileiter und die Ovarien. Beim männlichen Fötus verwandeln sich diese Leiter und Beutel in die Hoden und jene Röhre, über die später das Sperma vom Ort seiner Entstehung zum Penis transportiert wird. So kaum wahrnehmbar klein sind diese Entwicklungsschritte, daß eine sichere Geschlechtsbestimmung des ungeborenen Kindes nicht möglich ist, bevor es nicht mindestens elf Wochen alt ist. Daraus läßt sich folgern, daß Männer und Frauen – Jungen und Mädchen – bei weitem ähnlicher als voneinander verschieden sind.

Wegen der weitaus zahlreicheren – und viel auffälligeren – Veränderungen, die sich beim männlichen Fötus im Gegensatz zum weiblichen vollziehen, gibt es mehr Möglichkeiten zu Fehlentwicklungen im Verlauf des Wachstumsprozesses. Manche Männer haben nur einen Hoden, der in der Ausreifungsphase nicht bis in den Hodensack hinabwandert. Bei anderen wiederum liegt die Harnleiteröffnung nicht an der Spitze, sondern unterhalb der Eichel (Hypospadias) oder auf ihrer Oberseite (Epispadias). Derartige Unvollkommenheiten erweisen sich im allgemeinen nicht als Hindernis und sind nicht ungewöhnlich. Im Rahmen unserer Arbeiten sind uns etwa ein Dutzend Männer mit Unregelmäßigkeiten in der Struktur ihres Gliedes begegnet. Keiner von ihnen fühlte sich dadurch behindert.

Es ist wichtig, darauf hinzuweisen, daß auch Männer mit solchen Mißbildungen die Preßtechnik benutzen können, die wir später beschreiben werden. Sie müssen ihre Finger lediglich – anders als auf der Abbildung gezeigt wird – unterhalb der Ureteröffnung plazieren, mehr zum Penisschaft hin.

## Was ist gemeint, wenn wir von Orgasmus sprechen?

Wir definieren Orgasmus als einen Höhepunkt emotionaler und physischer Reaktionen, begleitet von Kontraktionen der Beckenmuskulatur und erlebt während sexueller Stimulation. Wir gehen nicht davon aus, daß der männliche Orgasmus stets von einer Ejakulation begleitet ist. Das ist eine zulässige Definition, die auch von anderen Wissenschaftlern verwendet wird. Um zu bestimmen, wann ein Orgasmus stattfindet, kontrollieren wir die Reaktionen unserer Versuchspersonen unter Zuhilfenahme des Beckman R 411-Dynographen.

Wir benutzen die Höhepunkte in der Herzfrequenz als eindeutigste Methode der Orgasmusbestimmung. Die normale Herzfrequenz liegt bei etwa 70 Schlägen pro Minute, sie erhöht sich auf etwa 120 Schläge während des Orgasmus und fällt dann wieder auf 70 Schläge ab, wenn der Orgasmus vorüber ist. Das typische Diagramm einer Frau während des Orgasmus ähnelt einer glockenförmigen Kurve, wobei die tatsächliche Dauer des Orgasmus gewöhnlich zwischen sechs und dreißig Sekunden beträgt. Der längste beobachtete Orgasmus dauerte eine Minute.

Einige Frauen erleben mehrere solche Höhepunkte, die unterbrochen sind von »Tälern«. Wir nennen solche Wiederholungen von Orgasmen *diskrete multiple Orgasmen.* Das heißt, sie beginnen in Ruhestellung oder auf der Grundlinie, erreichen einen Höhepunkt und kehren zur Ausgangslinie zurück.

Eine andere Gruppe von Frauen zeigt ein völlig anderes Muster multipler Orgasmen. Ihre Herzfrequenz fällt zwischen Höhepunkten nicht bis zur Grundlinie ab, sondern bleibt hoch. Das nennt man *kontinuierliche Multi-Orgasmen.* Die Höhepunkte lassen sich sowohl von uns als auch von den Versuchspersonen leicht identifizieren. Ein weiteres Grundmuster zeigt, daß die Frau zunächst eine Anzahl diskreter Orgasmen erlebt und dann einen Multi-Orgasmus mit nur geringem Abfall in der Herzfrequenz zwischen den Höhepunkten.

Wahrscheinlich bedingt durch den hohen Stellenwert, der den weiblichen sexuellen Reaktionen während der Zeit, in der unsere Forschungen durchgeführt wurden, beigemessen wurde, verfügen wir über weitaus mehr Stichproben von weiblichen als von männlichen Versuchspersonen. Trotzdem ist uns eines klar geworden: Die Ähnlichkeiten zwischen männlichen und weiblichen sexuellen Reaktionen sind weitaus größer, als gemeinhin angenommen wird.

Sex ist eine physische Aktivität. Jedes Individuum unterscheidet sich durch verschiedene Reaktionszeiten und Variationen vor Eintritt des Orgasmus. Einige unserer weiblichen Versuchspersonen hatten ihre ersten Orgasmen bereits drei Minuten, nachdem sie sich selbst stimuliert hatten. Andere benötigten fast eine Stunde. Die Durchschnittszeit betrug etwa 20 Minuten. Doch bei allen Frauen, die dem Test unterzogen wurden, war die Zeitspanne bei jedem Orgasmus relativ kurz – die Dauer von einer Minute wurde nicht überschritten. Das entspricht der durchschnittlichen Dauer des männlichen Orgasmus und ist ein weiterer Hinweis auf die Ähnlichkeit zwischen männlichem und weiblichem Sexualverhalten, was bis heute in den meisten Untersuchungsberichten übersehen worden ist.

## Warum eigentlich sollen Männer nicht multi-orgasmisch sein?

Während unserer gesamten Forschungsarbeiten ist eines ganz deutlich geworden: Es gibt zwar Unterschiede in den sexuellen Reaktionen der Frau, doch es scheint so, daß die Mehrzahl der Frauen multi-orgasmisch ist oder sein kann. Als wir uns noch einmal die Ähnlichkeit der Geschlechtsorgane im männlichen und weiblichen Fötus vor Augen führten, begannen wir ernsthaft, die von Wissenschaftlern und Laien vertretene Auffassung in Frage zu stellen, daß Männer nur einen einzigen Orgasmus bei jedem einzelnen Geschlechtsakt haben können, während eine Frau mehrere erleben kann. Unser Befund, in dem das wissenschaftliche »Bild« eines männlichen Orgasmus starke Ähnlichkeiten mit dem einer Frau aufweist, bestätigte unsere Theorie, daß Männer – vorausgesetzt, sie lernen, wie – während eines sexuellen Erlebnisses genau so viele Orgasmen haben können wie eine Frau. Untersuchungen über einen Zeitraum von zehn Jahren haben bewiesen, daß es sich tatsächlich so verhält.

Also wandten wir uns noch einmal der Analyse der aufgezeichneten Reaktionen jener multi-orgasmischen Männer zu, von denen wir zu Beginn Kenntnis bekommen hatten. Wir verglichen ihre wissenschaftlichen »Bilder« mit denen multiorgasmischer Frauen und entdeckten, daß sie dieselben Muster aufwiesen. Einige Männer hatten mehr als einen Orgasmus, ohne daß ein merklicher Abfall ihrer Herzfrequenz zu verzeichnen war. Andere zeigten eine Anzahl von Orgasmen in Folge, wobei jeder einzelne vom nächsten durch den typischen Abfall auf die Ausgangsfrequenz des Herzschlags unterscheidbar war. Die Reaktionen anderer zeigten Mischformen.

Diese Ähnlichkeiten konnten unsere Zweifel beseitigen, die wir in dieser Angelegenheit noch hatten. Wir sind überzeugt, daß die einzigen Hindernisse für einen Mann, mehrfache Orgasmen zu erleben, in einer erziehungsbedingten Überzeugung und der Hinnahme der fixen Idee bestehen, daß bei einem Mann Orgasmus und Ejakulation stets zusammenfallen müssen.

Spätere Untersuchungen überzeugten uns davon, daß es selbst im Bereich der Ejakulation kein einziges »normales« Muster bei unseren multi-orgasmischen Versuchspersonen gab. Einige scheinen nur eine geringe Menge Ejakulat auszustoßen, sobald sie einen Höhepunkt erreichen. Andere ejakulieren nur, sobald sie ihren »finalen« Orgasmus am Ende einer Sitzung haben. In einigen Fällen erlebt der Mann eine sogenannte »retrograde Ejakulation«. Wenn dieser Fall eintritt,

tritt das Ejakulat nicht durch den Penis aus, sondern wird statt dessen in die Blase gedrängt, wo es solange verbleibt, bis der Mann uriniert.

Wir gelangten zu der Schlußfolgerung, daß die meisten multi-orgasmischen Männer nicht das erleben, was man eine »volle Ejakulation« nennen könnte, solange sie nicht eine Anzahl sexueller Höhepunkte durchgemacht haben. Das bedeutet, daß ein Mann, der multi-orgasmisch werden will, lernen muß, eine Ejakulation zurückzuhalten, bevor er soweit ist, seine sexuelle Begegnung zu beenden.

## Es gibt alle möglichen Arten

Es wurde behauptet, daß Männer deswegen keine multiplen Orgasmen haben könnten, weil beim Geschlechtsverkehr der letzte Orgasmus nicht mehr so gut sei wie der erste. Das mag zutreffen, wenn eine volle Ejakulation bereits beim ersten Orgasmus eintritt. In Laborsituationen allerdings ist dieser Typ des multiplen Orgasmus anscheinend nicht sehr aufgetreten.

Viele Männer wissen, daß sie bei einer frühen Ejakulation während des Geschlechtsverkehrs ihre Erektion erhalten können, solange die Reizung fortgesetzt wird. Wir haben diese Reaktion bei einer unserer Versuchspersonen beobachtet, die bei jedem Orgasmus ejakulierte und die Reizung fortsetzte bis zu einem weiteren Orgasmus mit Ejakulation. Die Erektion konnte bis zum Schluß beibehalten werden. Der Teilnehmer brauchte nur sehr kurze Erholungsphasen, und nach seinem ersten Orgasmus konnte er, sobald sein Herzschlag wieder normal geworden war, uns ankündigen, daß er »weitermachen« könne. Wir schalteten das Aufnahmegerät ein, und er setzte seine Betätigung fort, wobei er vier weitere Orgasmen hatte, bevor er aufhörte. Das sexuelle Verhalten dieses Mannes zeigte große Ähnlichkeiten mit dem einiger weiblicher Versuchspersonen.

Jeder, der diese Befunde nachprüfen möchte, kann im Anhang nachschlagen, wo Kopien der Klientenblätter abgedruckt sind. Sie zeigen die Ähnlichkeiten zwischen männlichen und weiblichen Reaktionen bei einzel-orgasmischen und multi-orgasmischen Erfahrungen auf.

Andere Gleichartigkeiten zwischen männlichen und weiblichen sexuellen Reaktionen begannen sich auf unseren Dynograph-Diagrammen abzuzeichnen. Bei den meisten Männern mit multiplen Orgasmen waren die letzten zugleich die stärksten. Diese Reaktion entspricht genau den Erfahrungen, die wir bei Frauen gemachten haben. Als sie aufgefordert wurden, ihre Höhepunkte bei einem multi-orgasmischen Erlebnis auf einer Skala zu bewerten, zeigte es sich, daß die späteren zugleich auch die intensiveren waren.

Noch ein weiterer interessanter Punkt. Diejenigen Männer, die uns die subjektive Bewertung ihrer Reihe von Orgasmen lieferten, hielten die Menge der Samenflüssigkeit, die sie jeweils ejakuliert hatten, nicht für sonderlich beachtenswert. Bei einigen Männern war die tatsächliche Menge an Ejakulat bei jedem Höhepunkt etwa die gleiche. Doch dennoch empfanden sie die späteren Orgasmen durchweg als intensiver. Bei anderen wiederum, bei denen die Ejakulation mit jedem einzelnen Orgasmus variierte, schien es keine eindeutige Korrelation zwischen der subjektiven Bewertung des Orgasmus und der Menge an Ejakulat zu geben.

Das führt uns zu einem anderen wichtigen Punkt: Die Quantität des Ejakulats bestimmt nicht die Qualität des Orgasmus.

Noch etwas sollte man berücksichtigen: Die zu mehrfachem Orgasmus fähigen Männer, die wir untersucht haben, hatten sich dazu entschlossen, diese Fähigkeit zu entwickeln. Auch ein Einzelorgasmus gelingt ihnen mit derselben Geläufigkeit. Allerdings erleben sie multiple Orgasmen sowohl während der Masturbation als auch beim Sex mit einem Partner. Wäre der einzige Grund für einen Mann, die Fähigkeit zum multiplen Orgasmus zu erlernen, allein der, seinen Partner besser befriedigen zu können, dann gäbe es für ihn eigentlich keinen Grund, sich auch noch dann zu multiplen Orgasmen zu führen, wenn er mit sich allein ist. Offenbar erreicht ein Mann stärkere Lustempfindungen bei der Masturbation, wenn er gelernt hat, seine Orgasmusreaktionen hinauszuzögern.

Ein weiterer interessanter Umstand besteht darin, daß viele derjenigen Männer, die sich als multi-orgasmisch erwiesen haben, von der Annahme ausgehen, daß alle Männer ähnliche Reaktionen haben und folglich über ihre Fähigkeit kein Wort verloren, solange wir sie nicht darauf hingewiesen hatten. Äußerst selten nur sind wir multi-orgasmischen Männern begegnet, die wegen ihrer Fähigkeit zur Überheblichkeit neigten. Es ist also mit anderen Worten keinesfalls eine »Macho-Reaktion«. Sie wird erlernt als ein Mittel zur Steigerung des persönlichen Lustempfindens – und dazu, diese Lust mit einem anderen zu teilen.

## Kommen wir zur Sache

Nur weil andere zu multiplen Orgasmen imstande sind, verfallen Sie nicht gleich dem Irrtum, anzunehmen, daß dies ohne Anstrengung erreicht werden könnte. Wollen Sie diese Fähigkeit erlernen? Sind Sie motiviert, Ihr Ziel zu erreichen? Verfügen Sie über die Zeit, diese Fähigkeit zu entwickeln? Wenn Sie alle drei Fragen mit ja beantworten, bieten wir Ihnen ein Verfahren an, das wirksam ist. Alles, was Sie zu den drei genannten Vorbedingungen noch brauchen, ist die Bereitschaft, nachzudenken, während Sie lesen und lernen. Sie werden imstande sein, Ihre eigenen, besonderen Bedürfnisse wahrzunehmen und die von uns beschriebene Schrittfolge Ihren persönlichen Lebensumständen anzupassen.

Der Erfolg im Sex wird letztlich bestimmt durch Intimität – nicht durch die Anzahl der Orgasmen, die jeder Partner erleben kann. Er hängt ebensosehr von den Beteiligten ab, die

Spaß aneinander haben wollen. Wenn Sie im weiteren Verlauf der Sache die Feststellung machen, daß der Spaß, den Sie am Sex haben, intensiv gesteigert wird, dann dürfen Sie sicher sein, daß Sie auf dem richtigen Weg sind.

Sex sollte immer lustvoll sein. Er sollte zwei Menschen in wechselseitig empfundenem Vergnügen näher zusammenbringen. Darum ist der männliche Multi-Orgasmus auch so wichtig. Eine Frau und ein Mann, die sich gemeinsam von einem Orgasmus zum nächsten bewegen, werden eine Nähe fühlen, die sie in einer weniger idealen Situation niemals geteilt hatten, und das ist gewiß das Höchste, das erotische Freuden ihnen geben können.

## *Wen interessiert das eigentlich?*

In Abwandlung einer Formel von Gertrude Stein: »Orgasmus ist ein Orgasmus ist ein Orgasmus.« Manch einer meint, daß es damit seine Richtigkeit habe. Dennoch haben unsere Untersuchungen gezeigt, daß Orgasmen sich sowohl in der Intensität als auch in der Befriedigung, die sie geben können, unterscheiden. Eine Frau, die mit einem Mann verbunden ist, der keine Kontrolle mehr über sich behält, sobald er seinen Orgasmus erreicht, wird sich oft in der Weise beklagen, wie sie uns von vielen unserer weiblichen Klienten vertraut ist: »Er will nur sein eigenes Vergnügen. Er benutzt mich nur. Er bringt ihn hoch, steckt ihn hinein, ejakuliert – und schon ist alles vorbei. Wo bleiben all die schönen Gefühle, die ich dabei haben soll?«

Kein Wunder, daß viele Frauen dem Sex ablehnend gegenüberstehen. Kein Wunder, daß der bekannte Dauerwitz »Nein, Harry, nicht heute Nacht, ich habe Kopfschmerzen« vielen nur allzu vertraut klingt.

Ist es denn überhaupt fair, von einem Mann zu verlangen, gegen das anzugehen, was er für seine Natur hält? Soll er, der müde von der Arbeit heimkommt, noch Stunden damit verbringen, durch ausgedehntes Vorspiel seiner Frau sexuelle Lust zu geben, wenn er selbst so wenig dafür zurückerhält? Es scheint ganz so, als ergäbe sich daraus für Mann und Frau in einer derartigen Situation eine solide Grundlage, um sich in einem Streit gegenseitig niederzumachen und sich gründlich abzuschotten gegen den anderen. Doch Streit ist nicht das, was zwei Menschen wollen, die einander lieben. Sie wollen wechselseitig ihre Lust aneinander steigern und nicht etwas beharrlich verteidigen, das es für sie nicht gibt.

Ein Ehemann, der bei uns in Behandlung war, beschrieb seine Gefühle, während er zum Orgasmus kam, folgendermaßen: »Es ist selbst für mich schwer, Lust dabei zu empfinden«, erklärte er. »Ich fühle mich dabei fast schuldig. Dort, wo ich aufgewachsen bin, hielt man das Ganze für durch und durch sündhaft.« Er gab zu, daß er an das Sprichwort glaube: »Geben ist seliger als Nehmen«, doch daß er sich manchmal sein eigenes Vergnügen einfach nehme, obwohl ihm dabei bewußt sei, daß er durch und durch egoistisch handele.

## Sex in der modernen Ehe

»Wenn wir mit unseren sexuellen Problemen nicht klar kommen, müssen wir uns scheiden lassen.« June, eine unserer Klientinnen, saß stocksteif neben ihrem Ehemann. Sie war den Tränen nahe. »Wir sind jetzt seit einem Jahr verheiratet, und keiner von uns beiden ist sexuell befriedigt. Wir wissen einfach nicht, was los ist. Wir lieben einander, und wir haben auch so viel Gemeinsames. Wir gehen in dieselbe Kirche, wir wünschen uns beide zwei Kinder, wir kommen aus der gleichen Gesellschaftsschicht. Ganz allgemein gesprochen, wollen wir beide vom Leben genau dieselben Dinge. Doch Sex ist uns beiden wichtig – viel zu wichtig, um darüber hinwegzusehen.«

Ihre sexuelle Beziehung wurde von denselben Ungleichgewichten beeinträchtigt, von denen so viele Verbindungen betroffen sind. Jim fühlte sich schuldig, wenn er für sich selbst Befriedigung suchte, bevor June befriedigt war, dennoch konnte er den Verkehr nicht lange genug fortsetzen, um auch seiner Frau Lust geben zu können. Bevor sie Jim geheiratet hatte, waren Junes Träume angefüllt gewesen mit Nächten dauernder Ekstase. Gleich vielen Frauen in unserer Gesellschaft hatte sie eine Anzahl von Büchern gelesen, die sich mit weiblichen Multi-Orgasmen beschäftigten, und folglich waren ihre Erwartungen sehr hochgeschraubt.

Sie hatten sich ein ausgedehntes Vorspiel angewöhnt, in der Hoffnung, daß June dadurch wenigstens zu einem sexuellen Höhepunkt gelangen würde. Streicheln und Berührung mit dem Mund gehörten dazu. Doch Jim konnte ein solches Liebesspiel nur über eine begrenzte Zeit aushalten und fühlte dann den unwiderstehlichen Drang, seinen eigenen Orgasmus herbeizuführen.

June und Jim sind typische Beispiele für viele unserer Klienten. Sie wissen genug, um zu erkennen, daß ein Problem existiert. Vielleicht ist ihnen sogar bewußt, daß, wenn sie dieses Problem nicht noch in ihrer jetzt noch bestehenden Ehe zu lösen vermögen, es ihnen auch in jeder zukünftigen Beziehung, die sie womöglich eingehen, verfolgen und quälen wird. Doch ist es ihnen versagt geblieben, Rat und Anleitung von Gleichaltrigen oder ihren Eltern zu finden.

June und Jim waren für unser Behandlungskonzept geradezu ideal geeignet. Mit einer gefestigten, sicheren Beziehung im Hintergrund und Übereinstimmung in allem bis auf das Sexuelle waren sie zur Zusammenarbeit bereit, um ihr Geschlechtsleben zu verbessern. Sie hatten die Motivation, den Wunsch und die Zeit.

Nachdem Jim gelernt hatte, wie er mehr als einen Orgasmus während des sexuellen Beisammenseins haben konnte, war er imstande, June zu befriedigen, ohne daß er sich »durchhängend« fühlte, wie es oft der Fall gewesen war, wenn er über längere Zeiträume Cunnilingus praktizierte (Stimulation mit dem Mund).

Entscheidend war der Augenblick, als Jim erkannte, daß er nach Anwendung der Technik zur Entfaltung seines eigenen multi-orgasmischen Potentials nicht mehr unablässig daran denken mußte, daß sein Orgasmus den gemeinsamen sexuellen Freuden ein Ende setzen würde. Er erreichte mit June gemeinsam seinen ersten Orgasmus, dem weitere gemeinsame Höhepunkte folgten, die ihnen ein Höchstmaß an wechselseitigem Vergnügen verschafften.

Dieses junge Paar kam zu unserem Center in der Hoffnung, seine sexuellen Glücksmöglichkeiten auszugleichen, so daß es eine Ehe aufrechterhalten konnten, die in allen übrigen Belangen als glücklich gelten konnte. Was sie gelernt und gefunden hatten, war ein neuer Weg zu größerer Intimität, der ihr gemeinsames Leben bereicherte.

## Ein Mann allein

Ein ideales Studienobjekt zur Erlernung des multiplen Orgasmus ist der einzelne Mann. Er kommt mit dem Wunsch zu uns, bei jeder sexuellen Begegnung sich selbst und seinem Partner das höchste Maß an Lust zu verschaffen.

Viele alleinstehende Männer, die sich hilfesuchend an uns gewandt haben, äußern die Hoffnung, daß sie irgendwann in naher Zukunft heiraten. Sie sind bestrebt, Fähigkeiten zu erwerben, die bereits von Anfang an ihren sexuellen Beziehungen eine sichere Grundlage verschaffen, und sie sind davon überzeugt, daß nur dann, wenn sie sich als souveräne Liebhaber beweisen können, sie auch die Frau bekommen werden, die sie sich wünschen.

Erfahrungen mit unseren ledigen Klienten haben eine interessante Tatsache zutage gebracht. Nicht selten war ein Mann, der unser sexualtherapeutisches Programm bis zuletzt mitgemacht hatte, schließlich viel entspannter in allem, was Sexualität angeht. Die Sicherheit hinsichtlich seines sexuellen Könnens hatte zur Folge, daß er nicht mehr das Gefühl haben mußte, sich bei jeder Frau unter Beweis stellen zu müssen. Es scheint so, als hätte er Angst, Hemmungen und krampfhaften Eifer im Hinblick auf Sexualität abgebaut.

Mann oder Frau, die erkannt haben, daß Sexualität neben ihrer traditionellen Funktion zur Fortpflanzung auch einen bedeutenden Beitrag zur Wiedergewinnung verbrauchter Kräfte darstellt, sollten dazu imstande sein, die Bedeutung einer ausgeglichenen, von beiden gleichberechtigt geteilten Lust anzuerkennen. Wir leben in einer Welt, in der die Überbevölkerung erhebliche Probleme verursacht. Es wäre lächerlich, als Gegenmittel zur Behebung dieser Probleme die Einstellung jeglicher sexuellen Aktivität vorzuschlagen. Es sei denn, es bestehe der Wunsch nach Kindern. Man sollte die Sexualität zur Entspannung und Erholung befürworten und jeden Einzelnen ermutigen, jede Art von sexueller Betätigung nach bestem Können und Vermögen so zu gestalten, daß die sexuelle Genußfähigkeit dabei gesteigert wird.

Sexualität ist ein sinnvolles Mittel zum Abbau von Spannungen. Deshalb ist die Behauptung, Sexualität sei ein Stück Ausbeutung, nicht aufrechtzuerhalten. Wenn bei gleicher sexueller Genußfähigkeit beide Partner imstande sind, mehrere Orgasmen zu erleben, dann kann von Ausbeutung keine Rede sein.

Der multiple Orgasmus spielt eine wichtige Rolle bei der Entwicklung zu Nähe und Intimität. Je mehr Zeit sich die Beteiligten für einen engen Körperkontakt lassen, desto größer ist die Chance, Intimität zu erleben.

Damit wir nicht mißverstanden werden: Intimität und Nähe bedeuten weitaus mehr als sexuelle Technik. Doch eröffnet die Beherrschung der Technik auch die Möglichkeit zu einer größeren Innigkeit der Partner.

Die Antwort auf die Titelfrage dieses Kapitels ist also klar. Männer sollten durchaus daran interessiert sein, die Fähigkeit zum multiplen Orgasmus zu erlernen. Diese Kenntnisse bewirken, daß Ihnen Sex mehr Spaß bereiten wird und ein einseitiges Vorspiel in einen weitaus genußvolleren, ausgedehnten Geschlechtsverkehr umgewandelt wird.

Frauen haben eine selbstsüchtig erscheinende Begründung für ihren Wunsch, daß ihre Partner die Fähigkeit zum multiplen Orgasmus erlernen. Eine Frau behauptete, sie fühle sich schuldig, wenn sie von ihrem Mann mehr als nur einen Orgasmus forderte, da er selbst ja nicht mehr als einen erleben könne. Sie hatte ihn sagen hören, daß es ihm Freude bereite, Cunnilingus mit ihr zu praktizieren, doch konnte sie ihm nie so recht Glauben schenken. Nachdem er gelernt hatte, Mehrfach-Orgasmen zu erleben, verblaßten ihre Schuldgefühle, da sie fühlte, daß es ihm nun Spaß machte, das körperliche Zusammensein mit ihr auszudehnen.

Als Sexualberater und Therapeuten ist es unser Anliegen, Männern und Frauen zu helfen, in ihren Beziehungen Intimität zu entwickeln. Durch die lustvolle Verlängerung der sexuellen Vereinigung kann ein Paar seine Beziehung festigen. Es kann die Freuden des Beisammenseins erforschen und die ganze Fülle totaler Intimität. In einer solchen Beziehung können beide sich weiterentwickeln.

## *Wie einige Männer es gelernt haben*

Sam war ein aufgeweckter Zehnjähriger, der bei der gründlichen Erforschung seines eigenen Körpers erstmals die Freuden des Orgasmus kennenlernte. Natürlich ejakulierte er nicht, dafür war er zu jung. Doch immer und immer wieder erreichte er einen Höhepunkt der Lust, wie er sie in anderen Formen des Spiels niemals vorher erlebt hatte. Und es ging so leicht. Alles, was er dabei tun mußte, war, nach der ersten intensiven Reaktion nicht aufzuhören, sein Glied weiter zu reizen, und bald folgte das nächste starke Lustgefühl.

Als er elfeinhalb Jahre alt war, hatte er seine erste Ejakulation bei einem Orgasmus. Auch dieser war, wie die vorherigen Höhepunkte sexueller Erregung, sehr wollüstig. Aber das veränderte auch einiges. Irgendwie hatte er Schwierigkeiten, den zweiten oder dritten Höhepunkt zu erreichen, wie es ihm vorher gelungen war. Er hörte nicht auf, sich zu stimulieren und erreichte schließlich auch einen Orgasmus. Doch der war nicht so befriedigend.

Von nun an versuchte er absichtlich, in der Masturbation beim ersten Mal eine Ejakulation zu vermeiden. Das war nicht leicht, doch er blieb weiter dabei, bis er schließlich zu seinem größten Vergnügen die Entdeckung machte, daß er wieder dieselben lustvollen Höhen erleben konnte, an die er gewöhnt war.

Sam ist über zwanzig Jahre multi-orgasmisch gewesen. Für ihn ist das etwas ganz Natürliches. Er war äußerst überrascht, als er uns sagen hörte, daß andere Männer nicht dieselbe Gabe hätten wie er. Er kann auch, wenn er sich dazu entschließt, nur einen einzelnen Orgasmus haben.

Um den Gegensatz zwischen Sam und dem konventionellen multi-orgasmischen Mann zu verdeutlichen, sollte erwähnt werden, daß Sam anfangs Schwierigkeiten hatte, sich zu entspannen und mit einer Partnerin volle Befriedigung zu finden, weil er sich ihrer Bedürfnisse deutlich bewußt war und den Wunsch hatte, ihr gerecht zu werden. Nachdem es ihm dann gelungen war, während des Liebesaktes gelassener und weniger verkrampft zu sein, konnte er seine Fähigkeit zum multiplen Orgasmus wieder unbeschwert einsetzen.

Ist Sam einzigartig? Ganz und gar nicht. Er ist ein normaler Mann, dessen Talent zum multiplen Orgasmus sich beinahe zufällig entwickelt hat. Allerdings verfügt er über einen gut entwickelten Pubococcygeus-Muskel (den wir im Folgenden abgekürzt als PC-Muskel bezeichnen werden). Jener Muskel also, der sowohl beim Mann wie bei der Frau zwischen dem Schambein und dem hinteren Steißbein verläuft. Beim Mann wird dieser Muskel der willkürliche Harnleiterschließmuskel genannt. Aus Einfachheitsgründen wollen wir ihn auch weiterhin PC-Muskel nennen.

Sam ist mit diesem Muskel seit jeher sehr verspielt umgegangen. Als Junge pflegte er, im Bett liegend, durch Anspannen und Entspannen dieses Muskels seinen Penis zu heben und zu senken. Zum großen Vergnügen seiner Freunde hängte er im Duschraum nach der Sportstunde ein Handtuch an seinem Penis auf und versetzte durch Anspannung seines PC-Muskels das Handtuch in schwingende Bewegung.

Unsere Forschungen haben gezeigt, daß ein kräftiger PC-Muskel notwendig ist, wenn ein Mann lernen will, seine Ejakulationen zu kontrollieren. So tat Sam unwissentlich genau das Richtige, um seine multi-orgasmische Begabung stets in Bereitschaft zu halten, denn Muskeln werden nur durch Übung gekräftigt. Wenn Ihnen an multiplen Orgasmen gelegen ist, fangen Sie doch gleich beim Lesen damit an. Spannen und entspannen Sie diesen Muskel zwischen Ihren Beinen, und dann lesen Sie weiter.

Ted lernte erst später, die Fähigkeit zum mehrfachen Orgasmus auszubilden. Er ist Mediziner, gründlich vertraut mit der physischen Struktur und den Funktionen seines Körpers. Als er 30 Jahre alt und mit seiner Frau im Bett war, bemerkte er bei sich zum erstenmal, daß er einen Orgasmus ohne begleitende Ejakulation hatte und die Erektion danach auch nicht zurückging.

Ein bloßer Zufall? Er war sich nicht ganz sicher.

Beim nächsten Zusammensein mit seiner Frau schenkte er seinen Reaktionen größere Aufmerksamkeit und versuchte absichtlich, jene »absonderliche« Orgasmus-Sensation zu wiederholen. Sie stellte sich ein, während er sich bewegte und in der Bewegung seinen PC-Muskel anspannte.

Zu Anfang konnte er sich nicht sicher sein, das herbeizuführen, was er selbst einen »trockenen Orgasmus« nannte. Manchmal geschah es, manchmal nicht. Doch da er hartnäckig dabei blieb, entwickelte sich auch seine Fähigkeit weiter. Heute dehnen er und seine Frau den Geschlechtsakt auf eine Stunde und mehr aus. Eine Praxis, die man sonst eigentlich nur bei frisch Verheirateten kennt. Er ist der Überzeugung, daß er es seiner multi-orgasmischen Fähigkeit zu verdanken hat, daß sein Geschlechtsleben noch so voller Schwung ist. Wir stimmten ihm darin zu.

## Manchmal kommt es als Zugabe

Dick wurde im Laufe einer Sexualtherapie multi-orgasmisch in einer der Sitzungen, in der wir mit ihm die »nicht-fordernde Liebesspieltechnik« erörterten. Hierbei wird zwei Personen, die Schwierigkeiten hatten, sich sexuell aufeinander einzustellen, die Aufgabe gestellt, einander körperliches Lustempfinden unter Beachtung eines einzigen Tabus zu verschaffen – daß nämlich ihr zärtliches Streicheln nicht zum Geschlechtsakt führen darf. Dick schien sich nur zögernd den Spielregeln zu fügen. Als wir den Übungen dieser Woche noch einen weiteren Aspekt hinzufügten – die »Preßtechnik«, die verhindert, daß es während dieses lustvollen Spiels zum Orgasmus kommt – konnte er nicht länger an sich halten.

Wir gaben ihm Anweisungen, wie er das Pressen selber besorgen könne, und wie er, sobald er den Orgasmus kommen fühlte, seinen PC-Muskel anspannen müsse. Da sein Muskel noch nicht kräftig genug sei, könne es möglicherweise Monate dauern, diese Kontrolle zu erlangen.

Wir hatten allerdings nicht mit seiner Hartnäckigkeit und seiner hervorragenden physischen Verfassung gerechnet. Er kehrte nach einer Woche wieder und erklärte, daß er multiorgasmisch geworden sei. Mit berechtigtem Stolz erzählte er uns, daß er sich im Langlauf übe und täglich 20 bis 25 Kilometer zurücklege. Er hatte es nicht für wichtig gehalten, uns das schon früher mitzuteilen.

Die ersten Versuche kurz vor dem Punkt, den wir »ejakulatorische Unvermeidbarkeit« nennen, seinen PC-Muskel zusammenzuziehen, führten zu seinem Verdruß dazu, daß er damit seinen Orgasmus nur beschleunigte. Das ärgerte und verwirrte ihn. Doch war er nicht der Mann, der bereits nach einem ersten Fehlschlag aufgab. Er arbeitete weiter an sich, bis er die Technik schließlich beherrschte.

Als er sich freiwillig bereit erklärte, sich im Labor testen und beobachten zu lassen, willigten wir ein. Es zeigte sich, daß er innerhalb einer Woche die Fähigkeit zu mehrfachen Orgasmen erworben hatte. Er erteilte uns die Genehmigung, ihn zu filmen, damit wir seine Technik studieren könnten, und wir fanden heraus, daß er seine Ejakulation entweder dadurch kontrollieren konnte, daß er die Preßmethode verwendete, oder indem er seinen PC-Muskel anspannte.

Einmal verlor sich während der Dreharbeiten seine Erektion, ohne daß es Anzeichen für eine Ejakulation gegeben hätte. Um festzustellen, was geschehen war, machten wir bei ihm eine Urinprobe und fanden heraus, daß er eine »retrograde

Ejakulation« gehabt hatte, bei der das Ejakulat in die Blase geht, anstatt ausgestoßen zu werden. Bei einer früheren Gelegenheit hatte ein anderer Mann mit ähnlichen Erfahrungen uns eine Urinprobe zur Verfügung gestellt, bei der sich dasselbe Ergebnis zeigte. Wir vermuten infolgedessen, daß in einigen Fällen, wo keine deutliche Ejakulation erkennbar ist und das Glied dennoch seine Steifheit einbüßt, dieselbe retrograde Ejakulation stattgefunden hat.

Wenn Sie an weiteren Informationen zu diesem Punkt interessiert sind, schlagen Sie unter dem Abschnitt im Anhang nach, der sich mit der retrograden Ejakulation beschäftigt. Wichtig dabei ist, zu wissen, daß es keine körperlich schädigende Nebenwirkung gibt, wenn es zu einer solchen retrograden Ejakulation kommt. Das einzige, was passiert, ist, daß nach abgeschlossener Ejakulation das Glied schlaff wird, was sich gewöhnlich auch nach jeder »normalen« Ejakulation zeigt.

Wenn Sie mit den im 8. Kapitel beschriebenen Übungen beginnen, kann es auch bei Ihnen gelegentlich zu einer retrograden Ejakulation kommen. Lassen Sie sich davon nicht beirren. Führen Sie sich einfach vor Augen, daß dies nicht Ihr Ziel war. Sie wollen schließlich imstande sein, aus eigenem Willen die Ejakulation zurückzuhalten und sie nicht einfach nur umleiten.

Ein Mann, der die Fähigkeit zum multiplen Orgasmus während der Sexualtherapie entwickelte, war Tony, ein 53 Jahre alter Klient. Er war alleinstehend und beschloß, ein Superliebhaber zu werden, um ohne Schwierigkeiten die Frauen zu befriedigen, mit denen er sich verabredete. Er war also hervorragend motiviert.

Während der zweiten Woche arbeitete er mit einer Helferin (»Surrogat«) zusammen, die die Aufgabe hatte, ihn in der Beherrschung der Lektionen aus den ersten fünf Sitzungen zu unterstützen. Die meisten Klienten brauchen Hilfe bei der Überwindung von Hemmungen, die eine sexuelle Entspanntheit blockieren. Doch nicht so Tony. Er hat gut zugehört, als wir erklärten, wie die meisten Männer zum mehrfachen Orgasmus kommen könnten, wenn sie sich Zeit dazu ließen, diese Fähigkeit zu erlernen. Und mit dem bei ihm gewohnten Enthusiasmus und Eifer faßte er sofort den Entschluß, gleich damit anzufangen.

Wie bei all unseren Klienten üblich, hatten wir ihm eine ganze Reihe von Übungen verordnet, mit denen er seinen PC-Muskel und die Beckenmuskulatur stärken sollte. Als er sich mit seiner Helferin an die Arbeit machte, beschloß er, sofort auf den multiplen Orgasmus »loszugehen« – und war erfolgreich. Seine Assistentin, die schon mit anderen Klienten gearbeitet hatte, war von den gesteigerten Lustempfindungen überrascht, die sie empfing, während er seine neuerworbene Fähigkeit ausprobierte.

»Ich bin ganz wild darauf«, erzählte sie uns überschwenglich. »Ich hatte immer Schwierigkeiten mit Partnern, die nicht lange genug durchhalten konnten, bis ich zum Orgasmus kam. Doch mit Tony ist das anders. Ich habe drei- bis viermal einen Orgasmus – genau wie er. Eine solche Erfahrung habe ich noch nie gemacht.«

## Sogar ein impotenter Mann kann es

Tim und seine Frau kamen aus einer weit abgelegenen Stadt angereist und machten Urlaub. Sie wollten sich in unserer Klinik beobachten lassen, da ihnen zu Ohren gekommen war, daß wir Untersuchungen über den Geschlechtsverkehr in erfolgreichen Ehen anstellten, und sie meinten, daß die ihre nahezu ideal sei. Tim war 70 Jahre alt – und impotent.

Was uns am meisten überraschte, war, wie wenig beiden dieses Unvermögen ausmachte. Sie hatten ein erfülltes Geschlechtsleben und gaben an, daß sie beide multi-orgasmisch seien. Auf unsere Anregung hin willigten sie ein, sich am folgenden Tag für ausführliche Untersuchungen bereitzuhalten. Tim fand das alles recht aufregend für zwei »alte Leute im Ruhestand«.

Beide hatten nichts dagegen einzuwenden, uns während des Geschlechtsaktes als Versuchspersonen zu dienen. Unsere Tests bestätigten ihre Behauptungen. Beide erlebten sie mehrfach Orgasmen. Interessant für uns war ihre Erklärung, wann alles angefangen hatte, wie sie eine Befriedigung erreichten.

Tim hatte seit seiner Jugend eine Diabetes und war bereits zum Zeitpunkt seiner Eheschließung impotent. Er wollte sich von seiner Behinderung nicht unterkriegen lassen und war entschlossen, Spaß am Liebesakt zu haben und Lust zu geben, selbst wenn er sich dabei auf orale und manuelle Stimulation beschränken mußte. Seine Frau willigte ein.

»Es war ihm unbehaglich, überhaupt zu heiraten. Doch ich bestand darauf«, sagte sie. »Ich wußte, daß ich alle Arten von Sex genießen konnte, und ich war mir sicher, daß es uns gelingen würde, etwas Besonderes für uns zu finden, auch wenn er nie eine Erektion hatte. Und Sie sehen ja selbst, daß es uns auch wirklich geglückt ist.«

Tims Frau war so locker und gelöst während jener ersten entscheidenden Nächte, daß auch Tim sich bald entspannte. Als seine Lust an oraler und manueller Reizung zunehmend größer wurde, begann er, multiple Orgasmen zu erleben. Es war alles ganz einfach. »Es ist töricht, wenn die Leute glauben, daß der Mann eine Erektion haben muß, wenn ein Ehepaar guten Sex miteinander haben will«, versicherte uns Tims Frau. »Nach unserem Gefühl ist unser Geschlechtsleben großartig. Wir tun uns mindestens zwei- oder dreimal die Woche zusammen – und es ist jedesmal genauso gut wie bisher.«

Der entscheidende Punkt bei Tim war völliges Entspanntsein. Ebenso klar ist, daß ein Mann auch ohne eine Erektion zu haben, mehrfache Orgasmen erleben kann.

## Kann es auch ein behinderter Mann?

Als Tom mit seiner Partnerin zu uns kam, waren wir vom Ausmaß seiner Behinderung betroffen. Er war mit einem fortschreitenden Geburtsfehler zur Welt gekommen. Auf der Oberschule hatte er erfahren müssen, daß er zunehmend Schwierigkeiten beim Treppensteigen bekam. Als er uns aufsuchte, war er 22 Jahre alt, Student einer Hochschule und vollständig an einen Rollstuhl gefesselt. Er war sehr leicht ermüdbar, hatte Atembeschwerden, war oft an Lungenentzündung erkrankt und hatte sich einer Trachotomie seiner Luftröhre unterziehen müssen, um nachts sein Atemgerät anschließen zu können. Er brauchte Ganztagsbetreuung von einer Krankenpflegerin. Tom hatte unseren Vortrag über die Techniken zur Erreichung eines Multi-Orgasmus besucht. Er begann zu experimentieren und nahm die Übungen zur Stärkung der Bekkenmuskulatur auf, bis er sicher war, daß er sein Ziel erreicht hatte. Er wollte sich testen lassen in der Hoffnung, daß unsere Diagramme seine Hoffnungen bestätigen könnten.

Er und seine Partnerin ließen sich mit unseren Maschinen »verdrahten« und erreichten bald, den Geschlechtsakt zu vollziehen. Wie er vorhergesagt hatte, hatten beide multiple Orgasmen. Hin und wieder jedoch mußte er seine Sauerstoffflasche benutzen, um nicht allzusehr zu ermüden.

Um uns den Unterschied in seiner Erfolgsrate zu beweisen, solange er sich auf seine eigene Atmung verließ, gestattete er uns, die Sauerstoffzufuhr zu unterbrechen. Es traf zu, daß er ohne den Sauerstoff schnell ermüdete und als Folge davon sehr früh ejakulierte.

Seine Freundin war sehr glücklich über seine neuerworbene Fähigkeit. »Das ist ganz toll«, meinte sie, »früher konnte ich nie einen Orgasmus haben. Aber jetzt kann er es länger machen und ich habe Zeit, zu einem Höhepunkt zu kommen, ohne mir über ihn Gedanken zu machen. Ich bin froh darüber, daß er in diesen Vortrag gegangen ist.«

## Ein aktiver Partner ist eine Hilfe

Eine unserer Versuchspersonen, Sandy, war über 54 Jahre alt, als er zu uns kam. Er wußte, daß wir interessiert daran waren, Männer zu untersuchen, die mehrfache Orgasmen erlebten und gab seine Einwilligung zu unserem Test. Es erwies sich, daß er bei einem Durchgang zu mehr als nur einem Orgasmus kam.

Sandy war nicht allein gewesen, als er seine multi-orgasmischen Fähigkeiten entdeckte. »Meine Partnerin zeigte mir, daß ich es schaffen konnte«, erklärte er. »Sie hörte nicht auf, mit mir weiterzumachen, auch nachdem ich einen Orgasmus hatte. Eines Tages passierte es dann ganz einfach.« Wie alle anderen hatte er bei der Aufzeichnung dasselbe grafische Muster des multi-orgasmischen Mannes.

Max, ein 58 Jahre alter Mann, hatte mehrfache Orgasmen, als er sexuelle Beziehungen zu einer Frau aufnahm, die nicht geneigt war, in ihren Bewegungen innezuhalten, nachdem er zum Orgasmus gekommen war. Da sie die »Frau-obenauf-Stellung« bevorzugte, behielt sie stets die Führung, auch wenn er der Meinung war, fertig zu sein.

Diese Frau machte die Entdeckung, daß sie, sobald sie nach einer Ejakulation von Max ihren PC-Muskel anspannte, die Steifheit seines Gliedes 15 oder 20 Minuten länger aufrechterhalten konnte. Beim ersten Mal fühlte sich Max unbehaglich. Doch bald schon lernte er, sich zu entspannen und ihr die Führung zu überlassen.

Sofort nach dem Orgasmus ihres Partners preßte sie mit ihrem PC-Muskel und hielt ihn etwa 20 Sekunden angespannt. Diese Phase der Inaktivität verminderte die extreme Sensibilität seines Gliedes, so daß sie sich wieder bewegen konnte, ohne ihm weh zu tun.

Sie nahm also ihre Bewegungen langsam wieder auf, wurde dann nach und nach schneller, bis sie und Max einen weiteren Höhepunkt erreichten. Oftmals kamen beide gleichzeitig zum Orgasmus, ohne gezielt darauf hingearbeitet zu haben.

Max' Orgasmus-Reaktionen waren stets überaus heftig. Sein ganzer Körper verkrampfte sich während des Orgasmus, sein Kopf zuckte 10 bis 20 cm vom Kissen hoch, und sein analer Schließmuskel kontrahierte stark. Diese sichtbaren physischen Beweise für den Erfolg seiner Partnerin bildeten eine Ergänzung zu den Aufzeichnungen auf unseren Blättern.

## Helfen Drogen oder hemmen sie?

Gesetzlich verbotene Drogen können im Labor nicht verwendet werden. Doch hatten einige unserer Versuchspersonen Marihuana (Pot) geraucht, bevor sie zu uns zum Test kamen, und einige unserer Aufzeichnungen zeigen die Auswirkungen von Drogen auf das sexuelle Verhalten.

Jay gestand uns nach fast einem Jahr mit ihm durchgeführter Untersuchungen, daß er zusammen mit einem Partner gewöhnlich Butylnitrit genommen habe, um sich damit so ›high‹ zu machen, daß ein multipler Orgasmus möglich wurde.

Warum wartete er so lange, bis er uns von seiner geheimen Technik berichtete? Zunächst einmal war er nie davon ausgegangen, daß seine wiederholten sexuellen ›Highs‹ auch wirkliche Orgasmen waren. Und er zögerte, uns gegenüber seinen Gebrauch von Butylnitrit zu erwähnen, weil er befürchtete, daß wir ihn nicht nur wegen der Anwendung von Drogen, sondern wegen der näheren Begleitumstände streng ins Gebet nehmen würden.

Jay war bisexuell. Mehr noch, er verwendete Butylnitrit nur dann, wenn er mit einem homosexuellen Liebhaber zusammen war. »Es gibt mir ein irres Gefühl – als hätte ich einen Orgasmus, aber ich kann immer und immer wieder, kann ihn andauernd wiederholen.«

Wir testeten ihn unter Einfluß von Butylnitrit und zeichneten wiederholte Orgasmen auf. Als er unsere Diagramme zu Gesicht bekam und die Ähnlichkeit zwischen seinen High-Erlebnissen und seinem abschließenden Orgasmus mit Ejakulation feststellen konnte, war er überrascht, daß er tatsächlich multiorgasmisch war. Er hatte seine trockenen Orgasmen nur nie als das identifiziert, was sie wirklich waren, da auch er glaubte, daß Orgasmus und Ejakulation synonym sind.

Da Jay die einzige Testperson war, die unter Einfluß von Butylnitrit gestanden hatte, können wir die Wirkung dieses Mittels auf andere nicht beurteilen. Allerdings wird berichtet, daß Amylnitrit und verwandte Drogen ganz ähnliche Wirkungen hätten.

Wir haben indessen erhebliche Einwände gegen die Einnahme derartiger Drogen. Amylnitrit zum Beispiel erzeugt sofort einen starken Blutandrang, wobei sich die Herzfrequenz bis zur Gefahrenzone erhöht.

Paul, ein Arzt, berichtete uns über seine Erfahrungen mit Amylnitrit: »Ich mußte feststellen, daß ich hinterher schreckliche Kopfschmerzen bekam. Ich fühlte mich zwar glänzend dabei und hatte einen Orgasmus nach dem anderen, doch gelangte ich zu dem Schluß, daß es gefährlich und das Risiko eigentlich nicht wert sei. Inzwischen habe ich festgestellt, daß ich es auch ohne Drogen über lange Zeit machen und meinen Partner dabei befriedigen kann.«

Ziggy, ebenfalls Arzt, berichtet fast gleichlautend: »Ich habe Amylnitrit regelmäßig während des Geschlechtsverkehrs genommen. Doch beim letztenmal bekam ich hinterher Kopfschmerzen, die nicht weggehen wollten. Das machte mir Angst, und seitdem rühre ich das Zeug nicht mehr an. Meine Gesundheit ist mir einfach zu kostbar um sie mutwillig zu zerstören.«

Ziggy berichtet, daß er trotzdem noch großartigen Sex habe, und daß er es unermüdlich lange Zeit treiben könne. Manchmal allerdings mache er sich Sorgen, daß er sich selbst eine bleibende Schädigung zugefügt haben könnte, obwohl er sich seit einer Reihe von Jahren von dieser Droge ferngehalten habe. Allerdings ist er wie Jay bisexuell und trifft hin und wieder auf einen homosexuellen Partner, der eine Droge benutzt, was seine Bedenken wieder aufleben läßt.

Wir sind zu der Schlußfolgerung gelangt, daß Drogen als Beschleuniger zum Erreichen multipler Orgasmen nicht notwendig und gefährlich sind. Ein Mann, der Mehrfachorgasmen haben will und entschlossen ist, sein Ziel zu erreichen, kann sie durch die von uns beschriebenen Übungen erreichen.

## Nationalität und multipler Orgasmus

Unsere multiorgasmischen Versuchspersonen kamen aus verschiedenen Ländern und aus unterschiedlichen kulturellen Gruppen. Ist dieser Umstand wichtig?

Sexuelle Techniken scheinen an bestimmte kulturelle Konditionierungen gebunden zu sein, doch die multi-orgasmische Reaktion ist davon ausgenommen. Vielleicht deswegen, weil es sich hier um eine erlernte Fähigkeit handelt, die gewöhnlich in einem frühen Lebensalter bei der Masturbation beherrscht wird. Bei einigen Männern wird diese Fähigkeit ganz selbstverständlich auf den Geschlechtsverkehr übertragen. Andere sind außerstande, sich hinreichend zu entspannen, um zu einem Multi-Orgasmus mit einem Partner zu gelangen, doch schaffen sie es immer noch, wenn sie masturbieren. Beim Erlernen des multiplen Orgasmus spielt der ethnische Hintergrund eines Mannes keine entscheidende Rolle.

## *Bei einigen stellt es sich ganz natürlich ein*

In den 15 Jahren ihrer Arbeit als Sexualtherapeutin hat Marilyn Fithian mehr als 1000 Berichte über das Sexualverhalten von gesunden und gestörten Männern gesammelt, wobei jede einzelne Aufzeichnung zwischen drei und sieben Stunden beanspruchte. Kürzere Berichte einiger 1000 Männer sind in Beratungsgesprächen mit Dr. Hartman aufgenommen worden. Zusätzlich dazu sind viele männliche Untersuchungspersonen ausführlich über ihr Triebleben befragt worden.

In all diesen Interviews sind gewisse gemeinsame Faktoren feststellbar. Die meisten Männer erlernten die ersten Schritte auf dem Gebiet der Sexualität im jugendlichen Alter durch Kontakt mit Freunden, die oft auch nicht mehr wußten als sie selbst. Die Mehrzahl der interviewten Männer wußte nicht, was sie erwartete, und in den meisten Fällen wurden sie durch ihre ersten sexuellen Erfahrungen eher verschreckt.

## Eingeschüchtert durch die Macht des Sex

Steves Geschichte ist typisch. Er wurde stets zur selben Zeit ins Bett gesteckt, ob er nun müde war oder nicht. Wenn ihm nicht nach Schlaf zumute war, pflegte er zu masturbieren. Anfangs noch half ihm sein unerfahrenes Herumspielen mit sich selbst dabei, einzuschlafen. Doch dann, eines Nachts, änderte sich alles grundlegend.

»Ich war länger als gewöhnlich wach, und wie ich so an mir herumspielte, begann mein Glied anzuschwellen. Ich wußte nicht, was da mit mir geschah, doch es fühlte sich gut an, so daß ich es eine ganze Weile so ließ, obwohl ich auch ein bißchen Angst dabei hatte.«

Er sprach mit niemandem darüber, weil er schüchtern war und weil seine Familie ständig umzog und er sich anderen Jungen seines Alters nie sehr verbunden fühlte. »Nie hat mir irgend jemand etwas erzählt«, berichtet er, »und obwohl ich es gelegentlich wieder getan habe, wußte ich nicht wirklich, was da passierte.«

Als er dann etwa zwölf Jahre alt war, ejakulierte er. »Jetzt war ich wirklich verängstigt. Ich hatte das alles in meinem Bettzeug, und ich weiß nicht mehr, was mich mehr erschreckt hat: der Gedanke, daß ich mich selbst verletzt haben könnte, oder die Angst, daß meine Mutter etwas merken würde.«

»Ich hörte trotzdem nicht auf, obwohl ich noch immer verängstigt war. Ich stellte mir vor, daß ich bereits verurteilt und verdammt sei, doch es verschaffte mir einfach ein zu großes Lustgefühl, als daß ich damit aufhören wollte. Doch war ich dann vorsichtiger. Als ich das zweitemal ejakulierte, benutzte ich einen Kopfkissenbezug und stopfte ihn ganz unten in den Wäschekorb. Ich frage mich jetzt noch manchmal, was meine Mutter wohl über all diese Kopfkissenbezüge gedacht hat. Doch mir gegenüber hat sie niemals ein Wort darüber verloren.«

Er war überzeugt, daß sie nicht gutheißen würde, was er da tat. »Ich fühlte mich richtig schuldig deswegen. Das ist merkwürdig, weil mir nie jemand gesagt hatte, daß es schlecht sei. Doch es hat mir auch keiner gesagt, daß es gut war.«

Eine andere Versuchsperson fing im Alter von fünf Jahren an zu masturbieren. »Ich hatte immer ein herrliches Gefühl, doch irgendwie war ich immer davon überzeugt, daß ich da was Falsches machte. Ich erinnere mich, daß ich mir immer das Deckbett über den Kopf zog, damit mich niemand sehen konnte.«

Dann aber, als er etwa zwölf Jahre alt war, »tat ich gerade wieder das Übliche, als dann ganz plötzlich dieses Zeug herausschoß und ich mich über und über naß fühlte.« Er war verängstigt, drehte das Licht an und versuchte, sich darüber klarzuwerden, was geschehen war. »Es schien mir sicher, daß jetzt mein Inneres auslief, und daß ich im Sterben lag.« Aber da war kein Blut, und ins Bett hatte er auch nicht gemacht. Also beschloß er, niemandem ein Wort darüber zu sagen. Allerdings vermied er es danach eine gewisse Zeit, zu masturbieren. Er war davon überzeugt, daß das Geschehene nicht gut sein könne, obwohl das Gefühl dabei so schön gewesen war. »Schließlich hörte ich mit an, wie ein Freund sich über Masturbation ausließ, und da erkannte ich, daß die Ejakulation ganz normal war. Also wagte ich es noch einmal. Doch ich glaube, daß ich mich eigentlich nie ganz von meiner Furcht erholt habe und den Ängsten, die ich dabei ausgestanden habe.«

Sean wiederum hörte von Ejakulation sprechen, als er noch sehr jung war. Seine Erektionen setzten ein, als er acht Jahre alt wurde, und er wurde von seinen älteren Freunden darüber aufgeklärt, was ihn erwartete. »Ich machte mir große Sorgen. Nicht, weil ich ejakulierte, sondern weil nichts geschah. Ich habe nie ganz verstehen können, warum es für einen Achtjährigen normal sein soll, Erektion zu haben, doch daß er nicht ejakulieren kann, bevor er nicht etwa zwölf Jahre alt ist. Aber auch ohne Ejakulation hatte ich wundervolle Erlebnisse.«

Wir wissen inzwischen, daß Kinder in einem Alter, in dem noch keine Ejakulation auftritt, multi-orgasmische Erfahrungen haben können, die sie sehr genießen. Sobald sie die Pubertät erreichen und ejakulieren können, ist dies eine aufregende Erfahrung, die ihre kindlichen Orgasmen dagegen unwichtig erscheinen lassen.

Jedesmal, wenn wir einen Mann über die sexuellen Experimente seiner Kindheit befragen, finden wir unweigerlich dasselbe, denn er beschreibt, was anscheinend nichtejakulatorische Orgasmen sind – eben genau das, was erforderlich ist, wenn ein Mann wiederholte Orgasmen will, ohne dabei zu ermüden. Was diese Männer entweder von uns oder durch eigene Experimente gelernt haben, ist, daß beide Arten von Orgasmen noch immer möglich sind, und daß er jeweils darüber entscheiden kann, was er für sich selbst und für seinen Partner will.

## Unterschiedliche Kulturen – unterschiedliche Erwartungen

In den Vereinigten Staaten stufen wir auch einen 15jährigen immer noch als Kind ein. In anderen Teilen der modernen Welt wird ein 15jähriger bereits als Mann angesehen, imstande, zu heiraten, Kinder zu zeugen und für seine Familie zu sorgen. Im gegenwärtigen iranisch-irakischen Krieg werden »Männer« von 10 Jahren aufwärts in die Schlacht geschickt.

Hüten wir uns davor, diese Auffassung vorschnell zu verurteilen. In den ersten amerikanischen Kolonien ging ein Junge arbeiten, sobald er neun oder zehn Jahre alt geworden war, heiratete mit 15 oder sogar noch früher und gründete seinen eigenen unabhängigen Hausstand mit einer Braut, die annähernd in seinem Alter war. Die Lebenserwartung betrug nicht viel mehr als 25 bis 30 Jahre, und folglich mußte für Nachwuchs bereits sehr früh gesorgt werden, wenn ein Mann für seine Kinder sorgen wollte, bis sie auf eigenen Füßen stehen konnten.

Die Kluft zwischen physischer und sozialer Reife hat zu einer Vielzahl von Problemen geführt. Einstmals forderten Religionsgemeinschaften zu Frühehen auf nach dem göttlichen Gebot: »Wachset und vermehret euch.« Inzwischen erkennen immer mehr Religionsgemeinschaften die Notwendigkeit einer Bevölkerungskontrolle an und akzeptieren eine Geburtenkontrolle als wesentliche Voraussetzung für eine stabile Gesellschaft. Obwohl noch immer einige Kirchen der Abtreibung ablehnend gegenüberstehen, entwickelt sich die Tendenz zur Geburtenkontrolle.

Die althergebrachte, religiös verankerte Idee, daß man sich auf Sexualität nur zum Zweck des Kinderkriegens einlassen dürfe, wird von vielen Menschen nicht mehr akzeptiert.

Dieser Wandel in der Einschätzung der Sexualität breitet sich auf der ganzen Welt aus, seitdem man sich der Risiken einer Überbevölkerung bewußt geworden ist. Ein Land, das sich von einer primitiven Kultur zu einer modernen mechanisierten Gesellschaft hinentwickelt hat, wird dazu bereit sein, Geburtenkontrolle und Abtreibung zu befürworten und Homosexualität zu tolerieren.

Wir erleben diesen Wandel auch in der Einschätzung dessen, was in der Vergangenheit als Pornografie angesehen wurde. Bücher über vergnüglichen Sex sind heute allgemein verbreitet. Noch vor wenigen Jahren hätte man sie als obszön verboten. Das Interesse an früher als unzüchtig eingestuften Filmen durch Ehepaare und Einzelne zur Vorführung in der Abgeschlossenheit ihrer Privatwohnungen ist ein weiterer Hinweis dafür.

Erste Anzeichen einer Hinwendung zur Sexualität als lustvolle Entspannung stellten sich vor etwa 20 Jahren ein, als der Lust der Frau beim Geschlechtsakt zunehmend Beachtung geschenkt wurde. Jetzt hat sich der Kreis geschlossen. Eine Frau soll ihre Sexualität genießen können. Niemand würde heutzutage von ihr verlangen, wieder in die herkömmliche Vorstellung zurückzufallen, daß Sex etwas ist, das ein Mann tut und die Frau nun einmal über sich ergehen lassen muß.

## Was geschieht dabei mit Ihnen und Ihrem Partner?

Es sei wie ein Erdbeben, sprach sich eine Frau uns gegenüber aus. Sie konnte mit ihrem Überschwang kaum noch an sich halten, als sie sich mit uns unterhielt.

»Also, ja, es ist einfach phantastisch. Früher war das so, daß Jack kaum begonnen hatte, als er schon eine Ejakulation hatte.

Jetzt aber schafft er es lange genug, daß es auch für mich etwas ganz Tolles ist. Es ist schön für mich – und auch für ihn. Ich bin nicht mehr so nervös und gereizt. Ich hatte immer Angst, daß er schon fertig war und damit alles zu Ende. Wenn ich ihn jetzt kommen fühle, während wir ganz bei der Sache sind – wissen Sie, sein Glied zuckt dann irgendwie – dann bin ich sogar noch mehr angemacht. Ich bin einfach hin- und hergerissen.«

Cheryl, eine andere Klientin in unserer Sexklinik, hatte begierig zugehört, als wir ihr und Terry, ihrem Ehemann, von »trockenen« Orgasmen erzählten und der Bedeutung, die sie für die Entwicklung multi-orgasmischer Reaktionen beim Mann haben. Sie geriet in Ekstase, als Terry zum erstenmal einen Orgasmus ohne Ejakulation hatte.

Das geschah, während sie die Übungen zum nichtfordernden Liebesspiel ausführten, die ein Teil unserer Behandlung sind. Sie benutzte die Preßtechnik, um ihn dabei zu unterstützen, seinen Orgasmus hinauszuzögern. Für beide war dies der wichtigste Bestandteil ihrer Therapie. Ihre sonst glückliche Ehe war durch sein Unvermögen bedroht, lange genug zurückzuhalten, bis auch sie während des Liebesaktes kommen konnte.

Innerhalb einer zweiwöchigen intensiven Therapie waren sechs Tage abgelaufen, und ihm war aufgegeben worden, als Teil ihrer täglichen Übungen das ›nichtfordernde Liebesspiel‹ zu praktizieren. »Was jetzt passierte«, erklärte Terry, »war, daß ich durch das Streicheln des Körpers und die ›stille Vagina‹ tatsächlich mächtig erregt war, und ich war ganz nahe am Ejakulieren, als wir damit anfingen, diese nichtfordernde Sache, dieses Lustspiel, zu machen. Dann geschah etwas Merkwürdiges. Sie mußte mich über sieben oder acht Minuten lang jede Minute einmal pressen und drücken, und ich dachte schon, ich hätte ejakuliert. Wissen Sie, ich habe zu lange darauf gewartet, daß sie mit ihrem Pressen beginnt.« (Die »stille Vagina« wird praktiziert, indem der Penis in die Scheide eingeführt wird und dort vollkommen ruhig verharrt, bis die Erektion des Mannes schwindet. Gelegentlich kann diese bewegungslose

Form des Geschlechtsverkehrs über lange Zeit fortgesetzt werden, ohne daß eine Ejakulation erfolgt oder die Erektion eingebüßt wird.)

Er erlebte heftige Kontraktionen der Beckenmuskulatur, aber er ejakulierte nicht. »Nein, überhaupt nicht. Ich behielt eine volle Erektion. Und dann konnten wir problemlos noch elf Minuten so weitermachen. Es war großartig. Ich bin nie in der Lage gewesen, auf derartige Berührungen ohne Ejakulation zu reagieren. Doch diesmal hatte ich all diese schönen Orgasmusgefühle und habe überhaupt nicht ejakuliert.«

Wir sprachen über den Unterschied zwischen einem Orgasmus mit und ohne Ejakulation. Es ist wichtig, diese zwei Formen des Orgasmus auseinanderzuhalten. Cheryl und Terry stimmten darin überein, daß das, was sie erlebt hatten, sowohl neuartigt als auch sehr aufregend für sie gewesen sei.

»Es war wie vor einer Ejakulation«, erklärte Cheryl, »aber er schlaffte nicht ab, wie das sonst immer ist, und ich hatte währenddessen auch einen kleinen Orgasmus. Das ist mir sonst noch nie passiert, weil er immer zu früh aufgehört hat.« Sie bewertete ihren »kleinen Orgasmus« mit etwa vier Punkten auf einer Skala bis zehn. Nicht eben großartig – doch ein guter Anfang. Als sie ihre Übungen fortsetzten, verbesserte sich ihre Reaktion.

Es gibt einen wichtigen Punkt im Hinblick auf Terrys Problem einer vorzeitigen Ejakulation. Wie die meisten Männer nahm er an, daß die einzig annehmbare Form des Koitus die sei, nach dem Eindringen so heftig wie möglich zu stoßen. Während der Therapie und in den Übungen zur Technik »Lust verschaffen ohne Forderung« lernte er, seine Bewegungen zu verlangsamen, was dazu führte, seine Erregung über einen längeren Zeitraum kontinuierlich zu steigern. Diese Technik vertieft die Lust eines Mannes am Geschlechtsakt und läßt seiner Partnerin Zeit, ihren Orgasmus schrittweise aufzubauen.

Man kann sagen, daß alles, was eine Beziehung verbessern

und bereichern kann, und was die Sexualität lustvoller gestaltet, Zeit und Anstrengung wert sind, die zum Erlernen gehören. Merkwürdig ist allerdings, daß es die Frau ist, die so festverwurzelte Vorstellungen von der Rolle des Mannes beim Geschlechtsakt hat und es ihm damit unmöglich macht, seine Fähigkeit zu multiplen Orgasmen im Liebesspiel auch einzusetzen.

Jack, eine unserer Versuchspersonen, berichtete uns ausführlich von seinem multi-orgasmischen Grundmuster. Als wir ihn fragten, ob er diese Erfahrungen auch beim Geschlechtsakt mache, schüttelte er den Kopf. »Die Frauen, mit denen ich zusammenkomme, mögen es anscheinend nicht, wenn ich weitermache, nachdem ich einen Orgasmus gehabt habe. Einmal habe ich nach meinem ersten Orgasmus noch weitergemacht, und meine Partnerin geriet völlig außer Fassung. Sie gab mir zu verstehen, daß ich ihr irgendwie unheimlich sei. So benehme sich kein Mann. Also lasse ich es bleiben, wenn ich mit einer Frau zusammen bin. Ich mache es nur, wenn ich masturbiere.«

Er räumte ein, daß sich dies vielleicht ändern würde, wenn er eine feste Beziehung einginge. »Dann könnte ich mich mit ihr darüber aussprechen, so daß sie dafür Verständnis hätte.«

Es ist möglich, daß diese Einstellung bei Jacks Partnerinnen auf deren Alter zurückzuführen ist. Jack war Anfang 20, und die Frauen, mit denen er sich verabredete, weitaus jünger. Viele von ihnen wußten sehr wenig über Sex, gerade mal »wie man's macht«. Jedoch schienen alle ganz bestimmte Vorstellungen davon zu haben. Abweichungen vom Erwarteten schienen ihnen Angst zu machen.

## Sind Leute, die den Partner tauschen, Meister des multiplen Orgasmus?

In den Anfängen unserer Forschungsarbeit unterhielten wir Kontakte zu einer Anzahl von »Swingers«, also Personen, die ihre Partner tauschen, und besuchten sie während ihrer »Partys«. Wir führten auf ihre Einladung hin auch Gespräche mit Gruppen von Swingers. Bei der Erfassung solcher Gruppen hatten wir bestimmte Erwartungen. Wir gingen davon aus, daß die meisten weiblichen Swingers multi-orgasmisch sind, und daß auch die Männer die Techniken beherrschten, um den sexuellen Genuß auszudehnen und zu verlängern.

Zu unserer Überraschung fanden wir heraus, daß unsere Erwartungen nicht den Tatsachen entsprachen. Die häufigste Feststellung lautete: »Kaum hat er begonnen, ist er auch schon fertig.« Auch die Frauen erlebten dabei selten einen multiplen Orgasmus. Die meisten Teilnehmer am Partnertausch legten Ruhepausen ein, bis sie sich durch einen neuen Partner hinreichend angeregt fühlten, um »es noch einmal zu machen«.

Wir führten Untersuchungen mit einer älteren Versuchsperson und ihrer 55jährigen Partnerin. Beide praktizierten Partnertausch und hatten großen Spaß am Sex. Ihre Ehepartner waren an Sex nicht interessiert. Trotzdem empfanden beide ihre Ehe im Grunde als glücklich und wollten sie nicht dadurch gefährden, daß sie mit anderen »herumschliefen«. Partnertausch bot sich als Lösung an. Sie begegneten einander auf einer Partnertausch-Party und fanden heraus, daß sie auf gleiche Weise multi-orgasmische sexuelle Lust empfanden. Sie erkannten bald, daß sie die Partys nicht mehr brauchten und begannen, sich in Motels zu treffen, wo sie sich ungestört dem Sex überlassen konnten. Als sie von unseren Forschungsarbeiten hörten, beschlossen sie, daran teilzunehmen.

Die Sache war so geregelt, daß sie zuerst für drei oder vier Stunden in einem Motel beisammen waren und dann zu uns ins Center kamen und sich an unsere Aufzeichnungsapparaturen anschließen ließen. Sie waren ideale Versuchspersonen. Es gelang ihnen, mit einem Mindestmaß an Bewegung auszukommen, und sie waren bereit, während der Testversuche mit uns zu sprechen und uns zu schildern, was mit ihnen vorging.

## *Man braucht Praxis und Übung*

Sobald Sie ein Programm beginnen, das darauf abzielt, multi-orgasmisch zu werden, werden Sie täglich zur Stärkung der Beckenmuskulatur Übungen ausführen müssen. Es gibt zahlreiche Muskelgruppen in der Region des Beckens.

Jede hat eine bestimmte Funktion. Den Levator-Ani-Muskel müssen Sie anspannen, um den Harnfluß aufzuhalten. Bei Personen, die in körperlich schlechter Verfassung sind, wird dieser Muskel oftmals geschwächt, was eine unzureichende Kontrolle der Blase zur Folge hat. Ein schwacher Levator-Ani-Muskel kann auch zu Verstopfung führen. Wir empfehlen ein Training dieses Muskels, um die Kontrolle über die Sexualfunktionen zu verbessern. Sobald der Muskel stärker wird, stellen sich Erektionen leichter ein, und die Ausdauer im Geschlechtsverkehr wird erhöht. Als wohltätiger Nebeneffekt verbessern sich die Kontrolle der Blase und des Stuhlgangs. Ein gesundes Becken trägt zu einem gesteigerten Wohlbefinden bei.

Ein Mann, der sich ein gesundes Becken erhalten will, sollte seinen PC-Muskel täglich etwa 50mal zusammenziehen. Hat er das Ziel, multi-orgasmisch zu werden, dann sollten Sie mindestens 100 Kontraktionen dieses Muskels trainieren.

Noch etwas ist zu beachten: Wenn Sie eine bestimmte Muskelgruppe trainieren wollen, beginnen Sie nicht gleich mit 100 Kontraktionen beim erstenmal, sondern steigern Sie Ihre Übungen langsam. Erhöhen Sie nach und nach die Anzahl und seien Sie stets bereit, ein wenig nachzugeben, wenn Sie das Gefühl haben, daß Ihre Muskeln überanstrengt sind.

Lassen Sie sich von dieser Warnung nicht entmutigen. Die

meisten, die diese Reihe von Übungen aufgenommen hatten, konnten in etwa einer Woche bereits 100 Anspannungen des Muskels schaffen. Unsere Skizze der Beckenmuskulatur auf Seite 184 zeigt Ihnen Lage und Funktion der Muskulatur.

Lassen Sie uns zwei Beispiele von Klienten schildern, die mit Gewinn ihre Beckenmuskulatur trainiert haben. Es handelt sich um Clint und Vern.

Clint kam zu uns, weil seine Frau Beth sich ihm verweigerte. »Sie sagt immer, da sei so viel Sekret, noch bevor ich zur Ejakulation komme, und daß sie das stört. Sie will mich deswegen da auch nicht mehr küssen.«

Als wir ihm versicherten, daß diese überreichliche Absonderung von präejakularer Flüssigkeit nicht anomal sei, war er immer noch nicht beruhigt. »Sie müssen mir helfen. Ich liebe meine Frau. Wir sind erst seit wenigen Monaten verheiratet, und ich fürchte, daß meine Ehe kaputtgeht.«

Gewöhnlich treten ernstliche Schwächungen der Beckenmuskulatur selten bei jungen Männern auf, die in guter körperlicher Verfassung sind. Deswegen warnten wir Clint, sich übertriebene Hoffnungen von unserer Therapie zu machen. Doch er war bereit, alles zu versuchen, um sich von etwas zu heilen, was er für ein ernstes Problem hielt. Also machten wir ihm den Vorschlag, während der ersten Woche täglich mit 50 Kontraktionen der Beckenmuskulatur zu beginnen und diese Zahl auf 100 pro Tag in der nächsten Woche zu steigern.

Wir empfahlen ihm, das nächste Mal beim Wasserlassen den Versuch zu machen, den Harnfluß anzuhalten. Die Muskeln, die das bewirken, sind die gleichen, die trainiert werden müssen, wenn man Kontrolle über seine sexuellen Funktionen erlangen möchte. Clint befolgte unsere Anweisungen. Zwei Wochen später lieferte er uns seinen Kontrollbericht ab. Er hatte seine überreichliche vorejakulatorische Absonderung besser unter Kontrolle und konnte damit rechnen, daß seine Fortschritte auf sexuellem Gebiet bei seiner Frau Anerkennung finden würden.

Vern kam aus einem anderen Grund zu uns. Er hatte eine inkontinente Blase und verlor gelegentlich etwas Urin. Er war als Kind Bettnässer gewesen und hatte nie die vollständige Kontrolle über seine Beckenmuskulatur erlangt. Noch als Erwachsener erlebte er häufig peinliche, ihn quälende »Unfälle«.

Wir schlugen ihm vor, mit täglich 50 Kontraktionen seiner Beckenmuskulatur zu beginnen. Er schaffte mehr und war bereits nach drei Tagen nicht mehr »durchlässig«, wie er es ausdrückte.

»Mein ganzes Leben lang hatte ich Probleme«, erklärte er. »Es ist ein großartiges Gefühl, wenn ich jetzt auf der Toilette feststelle, daß ich keine Spuren mehr in meiner Unterhose finde.«

Jetzt, da sein Problem allem Anschein nach gelöst war, gestand er uns, daß er nie Verabredungen mit Frauen gehabt hätte aus Angst, einen unangenehmen Geruch zu verbreiten.

Verns Beschwerden konnten behoben werden. Er war 34 Jahre alt und hatte bisher noch keine sexuellen Erfahrungen gemacht. Nach Beendigung seiner zweiwöchigen Therapie wagte er es schließlich, sich mit Frauen zu treffen.

## Beginnen Sie jetzt mit den Übungen

Am besten verteilen Sie Ihr Training der Beckenmuskeln über den Tag, statt zu versuchen, gleich 100 Kontraktionen auf einmal zu machen. Auf diese Weise kräftigen sich die Muskeln, ohne zu ermüden.

Die Übungen können bei jeder Gelegenheit durchgeführt werden, ob Sie nun in Ihrem Auto oder am Schreibtisch sitzen oder spazierengehen.

Damit Sie herausfinden, um welche Muskeln es sich handelt, gehen Sie Wasser lassen. Während der Strahl noch seinen vollen Druck hat, versuchen Sie, anzuhalten. Die Muskeln, die das bewirken, sollen Sie regelmäßig während des Tages zusammenziehen und entspannen und werden bald mit Leichtigkeit auf 100 Kontraktionen kommen.

Wie bei allen motorischen Aktivitäten werden Sie diese Übungen schon bald automatisch ausführen. Sie werden nicht einmal mehr wahrnehmen, daß Sie sie ausführen, auch wenn Sie zuerst darauf achten mußten, sie richtig zu machen. Es ist wie beim Autofahren. Als Sie fahren lernten, erforderte jede einzelne Handlung konzentrierte Aufmerksamkeit, jetzt führen Sie sie ohne weiteres Nachdenken aus.

Eigentlich sind es zwei Arten von Übungen. Fangen Sie zuerst damit an, die Muskeln anzuspannen, lassen Sie sie dann drei Sekunden lang angespannt und entspannen Sie sie dann wieder. Wir empfehlen Ihnen, diese Übung anfangs etwa 25 mal am Tag in Fünfergruppen, die Sie über den Tag verteilen, auszuführen. Bei der zweiten Übung spannen und entspannen Sie in kurzen Intervallen, wie beim Orgasmus.

Sobald Ihre Muskeln kräftiger geworden sind, sollten Sie die Gesamtzahl der Kontraktionen erhöhen und auf ein ausgeglichenes Verhältnis zwischen beiden Übungsteilen achten. Schon bald werden Sie herausfinden, daß Sie imstande sind, den Geschlechtsakt einfach durch Zusammenziehen dieser Muskeln auszudehnen, und daß das, was die »ejakulatorische Unvermeidbarkeit« genannt wird, sich nach Belieben hinauszögern läßt.

Damit ist der Augenblick vor Eintritt der Samenflüssigkeit in den Harnleiter gemeint und wenn Sie das Gefühl haben, daß Sie bald ejakulieren werden. Lassen Sie sich nicht entmutigen, wenn Ihnen das nicht sofort gelingt. Ihre Muskeln müssen schon sehr stark sein, um diesen »natürlichen« Vorgang zu kontrollieren. Ein Langläufer kann schließlich auch nicht erwarten, nach nur einer Woche Training bereits einen Marathonlauf durchhalten zu können. Haben Sie also mit sich Geduld und geben Sie nicht auf. Ihr Erfolg hängt davon ab, wie genau Sie ihre Übungen verfolgen und wie viele Sie täglich machen.

Wir fanden es hilfreich, wenn Sie über Ihr Trainingsprogramm Buch führen. Im Anhang auf Seite 188 haben wir ein kleines Formblatt, das Sie benutzen können, oder Sie fertigen sich selber eines an. Einige Männer markieren einfach die Anzahl ihrer täglichen Kontraktionen in der Ecke eines Kalenderblattes. Es ist egal, wie und wo Sie Ihre Fortschritte verzeichnen, doch wir empfehlen Ihnen dringend, daß Sie sich ein Verzeichnis anlegen, das Sie daran erinnert, wie nah oder fern Sie dem Erreichen Ihres Zieles sind.

Übrigens wurde die Anwendung von Übungen der Beckenmuskulatur bereits 1958 in der Zeitschrift *Sexologie* als Mittel zur Behandlung der *ejakulatio praecox* erwähnt. Die Schwierigkeit bestand nur darin, daß die Übungen nicht ausführlich beschrieben wurden oder in systematischer Form abgehandelt wurden. Auch gab es keine Hinweise auf die Anzahl der Muskelspannungen. Mit fortschreitender Kenntnis der sexuellen Physiologie ist die Wichtigkeit dieser Muskeln für die Erhaltung und Wiederherstellung eines gesunden Beckens und die Verbesserung der Sexualfunktionen weitgehend akzeptiert worden.

## Sorgen Sie für gute Durchblutung

Wir hören heutzutage sehr viel über die Ablagerung von Fetten in den Arterien. Wir wissen, daß dies zu Herzbeschwerden und Schlaganfällen führen kann. Doch nur wenige Menschen wissen, daß eine Ansammlung von Fett in den Blutgefäßen des Beckenbereichs zu einer schlechten Durchblutung führen und dies die sexuellen Reaktionen erheblich beeinträchtigen kann. Ein Mann mit diesem Problem kann Schwierigkeiten haben, eine Erektion zu bekommen.

Er wird sich daran gewöhnen müssen, etwas länger zu warten, bis es soweit ist. Wenn die Durchblutungsstörung schwerwiegender ist, bekommt er vielleicht nie eine volle Erektion, wie sexuell erregt er auch immer ist. Wichtiger Bestandteil in der Behandlung dieser Störung ist eine gute Diät und entsprechende medizinische Behandlung. Doch wir konnten feststellen, daß auch die Beckenübungen helfen.

Was kann dadurch erreicht werden? Sobald die Beckenmuskulatur trainiert wird, wird zunächst einmal Blut durch die Kapillaren gespült. Die verstärkte Blutzufuhr setzt einen Reinigungsprozeß in Gang. Das Fett wird ausgewaschen, das Blut kann schneller fließen und den Reinigungsprozeß fortsetzen. Auch die Beckenmuskulatur wird flexibler.

Wie das Fundament eines Gebäudes stützen die Beckenmuskeln den gesamten Körper ab. Wenn sie schwach bleiben, wird der ganze Körperbau davon beeinträchtigt. Sobald Sie ihn durch Übung wieder in Schwung bringen, wird es für die gesamte körperliche Verfassung von Nutzen sein. Sogar die Prostatadrüse – ein Organ, das mit zunehmendem Alter des Mannes häufig erkrankt – kann durch einen erhöhten Tonus der Beckenmuskulatur besser funktionieren.

Es ist möglich, daß viele Erkrankungen der Prostata nicht dudurch verursacht sind, daß das Organ selbst geschädigt wurde, sondern vielmehr durch Schwächung der umgebenden Muskulatur. Es ist erwiesen, daß ein Mann, der zwei- oder dreimal wöchentlich Geschlechtsverkehr hat, selten Probleme mit der Prostata hat, weil bei regelmäßigen Orgasmen die Beckenmuskeln trainiert werden.

Werden die Beckenmuskeln im Geschlechtsverkehr, bei der Masturbation oder durch PC-Übungen regelmäßig belastet, bleiben sie in gutem Zustand, und der gesamte Körper profitiert davon.

Viele unserer Klienten berichten von den guten Nebenwirkungen dieser Übungen. Dough, ein Klient, teilte uns mit: »Ich dachte immer, ich hätte ganz tolle Erektionen, doch seit ich die PC-Übung mache, wird mein Glied härter und größer als es jemals vorher gewesen ist. Mag aber auch sein, daß ich jetzt nur stärker darauf achte als früher.«

Unsere Versuchsperson Brad war beeindruckt von der Wirkung, die seine Übungen auf seine Orgasmusfähigkeit hatten: »Ich hatte schon immer einen phantastischen Orgasmus, doch was jetzt mit mir passiert, ist was ganz Verrücktes. Das wächst und wächst und staut sich in mir an, und wenn es soweit ist, dann ist mir so, als würde ich explodieren.«

Immer wieder möchten wir jedoch betonen, daß die Übungen zur Stärkung der Beckenmuskulatur konsequent durchgeführt werden müssen, wenn Sie einen Erfolg erzielen wollen.

## Sie brauchen einen Plan

Die einfachste Art, ein wirksames Trainingsprogramm zu entwickeln, besteht darin, es mit irgend etwas zu koppeln, das man ohnehin regelmäßig tun muß. Also können Sie die Übungen in Ihrem Auto machen, wenn Sie geschäftlich unterwegs sind. Sitzen Sie am Schreibtisch und müssen viel telefonieren, machen Sie einfach ein paar Übungen, wenn Sie den Hörer von der Gabel nehmen. Am Ende des Tages werden Sie dann auf die festgesetzte Zahl gekommen sein oder sie sogar noch überschritten haben. Sie erinnern sich doch noch, wie es geht: spannen Sie an, halten Sie, bis Sie bis drei gezählt haben, und entspannen Sie. Oder führen Sie eine gewisse Anzahl von schnellen Spannen-Entspannen-Übungen aus. Beide sind wichtig.

Anfängern muß gesagt weren, daß sie nicht übertreiben sollen. Ihnen empfehlen wir, morgens vor dem Aufstehen mit den ersten zehn Übungen zu beginnen. Sodann sollten zehn der Schnell-Übungen folgen. Ihr Ziel bei den morgendlichen Übungen sollte sein, von beiden etwa 20 zu machen.

Warum macht man diese Übungen im Bett? Das ist leicht zu beantworten. Im Liegen kann die Muskulatur betätigt werden, ohne daß durch das Gewicht der Organe im inneren Beckenraum Druck auf sie ausgeübt wird.

Eine zweite Serie von Übungen sollten Sie in der Mittagszeit ausführen. Sie können dann jeweils drei von beiden machen, und vor dem Zubettgehen wiederum zehn. Mit dieser Grundlage wird es Ihnen bald keine Schwierigkeiten mehr machen, bei jedem Durchgang noch einige Übungen hinzuzufügen. Mit wenig Mühe werden Sie täglich auf 50 kommen und bald die 100 erreicht haben ohne das Gefühl, sich dabei überanstrengt zu haben.

Sollten Sie jedoch Ihre Beckenmuskeln einmal überanstrengt haben und Ermüdung fühlen, setzen Sie die gewohnte Zahl herab, bis Sie das leichte Unwohlsein überwunden haben. Das ist ja auch das, was Sie tun würden, wenn Ihre Beine beim Joggen anfangen zu schmerzen oder Arme und Rücken beim Gewichtheben. Geraten Sie nicht in Panik, was einigen Männern passiert, sobald sie irgendwelche Beschwerden an den Genitalien fühlen. Machen Sie sich keine Sorgen wegen dieser ganz normalen Reaktion, die sich einstellt, wenn Sie zuviele Übungen auf einmal machen.

Ihr Endziel sollte darin bestehen, etwa 200 Übungen am Tag zu machen. Da die meisten Übungen ausgeführt werden können, während Sie etwas anderes tun, ist der Zeitverlust gar nicht erheblich.

Es ist wichtig zu wissen, daß der Penis selbst weder ein Muskel ist, noch über irgendwelche Muskulatur verfügt. Wenn Sie im Anhang nachschlagen, werden Sie eine Zeichnung des Penis in schlaffem und aufgerichtetem Zustand sehen, die Ihnen darstellt, wie eine Erektion entsteht und warum diese Beckenübungen eine Erektion unterstützen können. Übrigens erweisen sich diese Übungen als sehr hilfreich für impotente Männer, da sie die Blutzufuhr zum Penis erhöhen. Nach Angaben Dr. Arnold Mermans leiden 22 Mio. Männer (ca. 20 % der männlichen Bevölkerung in den USA) an Potenzstörungen. Den meisten unserer Klienten mit Erektionsproblemen, verursacht durch Mangel an sexueller Anregung oder durch unzureichende sexuelle Aktivität, kann geholfen werden.

Es überrascht Sie vielleicht, zu erfahren, daß viele Frauen einen Penis vorziehen, der zwar erigiert, doch nicht steinhart ist. Das ist verständlich, weil das Gewebe in der Vagina sehr zart sein kann und ein harter Penis einer Frau Unbehagen bereiten kann. Ein erigierter, doch biegsamer Penis wird kaum Schmerzen verursachen. Was wir in unserem Sprachgebrauch eine »50%-Erektion« nennen, ist am besten zu Penetration und Stoßbewegungen geeignet.

Psychogene Impotenz (durch Angst, Spannung oder Übererregtheit verursachte Impotenz) oder durch Medikamentengebrauch oder Krankheit bedingte Impotenz können durch unser Behandlungskonzept nicht behoben werden. Doch sind solche Ursachen weitaus seltener, als man annimmt. Erektionsprobleme aus Mangel an sexuellen Kontakten oder wegen allgemeiner körperlicher Erschlaffung können bereits kurz nach Aufnahme des Trainings verbessert werden.

Ted, 52 Jahre alt, kam zu uns und erzählt: »Ich habe ein Prachtweib von 25 Jahren gefunden, das mich liebt. Wir sind zweimal miteinander ausgegangen, und beide Male waren wir auch zusammen im Bett. Aber ich habe weder beim ersten- noch beim zweitenmal eine Erektion gehabt.« Er war überrascht davon, daß sie noch immer bereit war, ihm eine Chance zu geben, aber er wollte nicht wieder versagen. Er setzte sich und uns eine Frist. Sie wollten gemeinsam nach Palm Springs – in drei Wochen.

Er stellte uns damit vor einige Probleme. Seine Frau war gestorben. Etliche Jahre vor ihrem Tod war sie bereits krank und bettlägerig gewesen; in jener Zeit hatte er weder masturbiert, noch mit irgendeiner anderen Frau Geschlechtsverkehr gehabt. Mehr noch: Seit ihrem Tod vor zwei Jahren hatte er jedes Interesse an Sex oder Verabredungen verloren.

Wir gaben ihm zu bedenken, daß es uns vielleicht nicht möglich sein würde, ihm innerhalb eines derart kurzen Zeitraums zu helfen. Gewöhnlich legen wir sechs Besuche fest, die eine Woche auseinanderliegen, bevor wir das Training für abgeschlossen halten. Wir rieten ihm, jeden Tag konsequent sein Übungsprogramm durchzuhalten und mindestens zweimal wöchentlich zu masturbieren.

Dieser Punkt unserer Instruktionen war für ihn beinahe zuviel. Er erklärte, daß Masturbation »Kinderkram« sei und er für solchen Unsinn inzwischen zu alt sei. Doch trotz aller Einwände hielt er uns für seinen einzigen Rettungsanker.

Er beachtete unsere Übungsanleitungen peinlich genau, zumal wir ihn davon überzeugt hatten, daß es einzig an ihm selbst läge, seine Funktionsfähigkeit zu verbessern, und daß wir ihn lediglich beraten könnten.

Nach drei Sitzungen mit uns brach er zu seinem Weekend auf. Am darauffolgenden Montag rief er uns an. »Ich komme nicht wieder. Brauche ich nicht mehr. Es war ein irres Wochenende.« Freitagnacht nach ihrer Ankunft im Hotel hatten sie Verkehr, dann dreimal am Samstag und noch zweimal am Sonntag, bevor sie die Heimreise antraten. Er hörte sich richtig »high« an. »Ich habe nur angerufen, um mich bei Ihnen zu bedanken«, fügte er hinzu, bevor er das Gespräch beendete.

Natürlich kam bei ihm alles zusammen. Er war motiviert und gewissenhaft in der Befolgung des Übungsprogramms. Er hatte während der drei Wochen jeden Tag masturbiert und sich zu 500 Kontraktionen der Beckenmuskulatur täglich hochgearbeitet. Zudem hatte er eine Reihe von Beratungsterminen wahrgenommen, bei denen er mehr Kenntnisse über die menschlichen Sexualfunktionen vermittelt bekam. Das half ihm dabei, sich entspannter zu fühlen und weniger Befürchtungen hinsichtlich des geplanten Wochenendes, das ihm so viel bedeutete, zu hegen.

Dies ist einer der Vorteile dieser besonderen Art von Übungen: Sie können sie ausführen, bis Sie das erreicht haben, was Sie sich zum Ziel gesetzt haben. Doch Sie müssen sie ausführen. Es ist wie beim Einhalten einer Diät: Sie haben zwar alle möglichen Ratschläge bekommen, doch solange Sie sie nicht befolgen, wird sich für Sie nichts ändern.

## *Der einsame Spieler*

Das ist eine etwas heikle Angelegenheit. Wir alle erinnern uns noch daran, was unsere Eltern über Onanie gesagt haben. Auch Erwachsene halten sich oftmals verschämt fern von einer offenen Diskussion über dieses Thema. Websters *Dictionary* definiert den Begriff Onanie als »erotische Stimulation der Geschlechtsorgane, die gewöhnlich in einem Orgasmus resultiert und erreicht wird durch manuellen oder anderweitigen Körperkontakt – den Geschlechtsakt selbst ausgenommen –, durch instrumentelle Manipulation, gelegentlich auch durch sexuelle Phantasien oder durch verschiedene Kombinationen solcher Anregungsmittel«.

Kinsey ist über Jahre hindurch die große Autorität auf dem Gebiet der Sexualität gewesen, auch bei denen, die seine Arbeiten nie gelesen haben. Nach seiner Definition ist Masturbation »jegliche Art von Selbststimulation, die zu einem erotischen Erregungszustand führt«. In Ergänzung hierzu beschreibt er Masturbation als »willkürliche Selbststimulation«.

Viele Leser seiner Bücher könnten nun den Eindruck gewinnen, daß er mit dem Gebrauch des Wortes »willkürlich« die Masturbation verurteile, doch Kinsey hat als Wissenschaftler beschrieben und geforscht, nicht moralisch abgeurteilt.

Predigern könnte man schon eher eine wertende Haltung gegenüber dieser Handlung unterstellen, obwohl auch ihre Definitionen denen Kinseys und Webster ähneln. Alles in allem betrachten sie Masturbation als manuelle Selbsterregung in lustvoller Absicht. Diese Absicht besteht in der Ejakulation. Anscheinend ist es schwierig, die Handlung selbst von der Vorstellung der »Vergeudung von Samen« zu trennen, die in der Bibel nachdrücklich verboten wird. Sogar Geistliche, die keine Einwände gegen Empfängnisverhütung haben, scheinen Masturbation grundsätzlich abzulehnen.

Als wir die Widersprüchlichkeit ihrer Einstellung entgegenhielten, erwiderten sie, daß Empfängsnisverhütung nicht zu 100% wirksam ist: doch einfach den Samen zu verschwenden sei unrecht.

Diese Zweigleisigkeit ist interessant. Die biblische Geschichte über Onan, auf den das Verbot der Masturbation zurückzuführen ist, hat nach unserem Eindruck doch noch einige Zwischentöne.

Von Onan wurde erwartet, daß er die Frau seines Bruders schwängern sollte, da dieser gestorben war, ohne einen Sohn gezeugt zu haben. Zur damaligen Zeit war dies eine weitverbreitete kulturelle Praxis, da die hohe Sterblichkeitsrate (Seuchen, Kriege, Kindersterblichkeit) jede Geburt zu einem wichtigen Ereignis machte. Aus eigenen Motiven zog Onan sich während des Geschlechtsaktes zurück und »vergeudete seinen Samen auf dem Boden«.

Wegen dieser Sünde verlangte Gott seinen Tod. Warum? Vielleicht, weil er sich weigerte, ein Gebot zu befolgen. Vielleicht, weil er mit Gott »haderte«. Vielleicht, weil er nur von seiner eigenen Frau Söhne haben wollte, anstatt der Frau seines älteren Bruders einen Sohn zu schenken, der dann der Erbe der Ländereien und der Reichtümer seines Vaters geworden wäre. Oder vielleicht, weil er eine Treuepflicht gegenüber seiner Frau empfand und nicht seinen »Samen ausstreuen« wollte, selbst wenn dies kulturell akzeptiert und erwartet wurde.

Doch die Zeiten haben sich seither gewandelt. Heute haben wir das Problem der Überbevölkerung. Beständig mahnen Ökologen und Wissenschaftler, die das Bevölkerungwachstum untersuchen, zur Senkung der Geburtenrate, um die Erde vor Zerstörung zu bewahren. Doch trotz dieser neuen Wertvorstellungen gibt es noch immer viele Menschen, die an den überkommenen Regeln festhalten. Uns wird gelehrt, daß Masturbation »schlecht« sei und daß die passende Rolle für die Frau eben die der Mutterschaft sein müsse.

Doch glücklicherweise sind wir vernunftbegabte Wesen. Wir sind imstande, unsere Einstellung zu ändern, sobald wir erkannt haben, daß diese gegen die Masturbation gerichteten Vorbehalte heutzutage nicht mehr gelten. Unglücklicherweise sind sie dadurch um keinen Deut weniger real für jene, die sie akzeptieren. Sexualtherapeuten müssen sich mit den Gefühlen eines Menschen, die er der Masturbation gegenüber hat, auseinandersetzen, bevor es möglich ist, Masturbation im Rahmen einer Therapie zu verwenden.

## Stehen wir damit allein?

Glücklicherweise nicht. Im Jahre 1972 veröffentlichte die American Medical Association ein Buch mit dem Titel »Human Sexuality«. »Masturbation«, so lautet eine Feststellung, »ist ein normaler Bestandteil der sexuellen Entwicklung des Jugendlichen und erfordert keineswegs medizinische Betreuung«, und »Masturbation wird von Männern und Frauen jeden Alters praktiziert, oftmals als Ersatz für den ehelichen Koitus. Und Frauen neigen dazu, häufiger zu masturbieren, wenn sie älter werden.«

Der Psychoanalytiker Erwin Marcus bemerkt dazu, »... daß unter Ablehnung der falschen Vorstellungen über Masturbation, die über Jahrtausende weitergegeben worden sind, moderne Wissenschaftler zu der Schlußfolgerung gelangt sind, daß sie schwerlich als seltene, ungewöhnliche oder abnorme menschliche Aktivität angesehen werden kann«.

Bernie Zilbergeld widmet in seinem Buch »Male Sexuality« der Masturbation ein ganzes Kapitel. Mehr noch, er verteidigt sie folgendermaßen: »... ist sie eines der besten Mittel, die Sexualität entschieden zu fördern und sexuelle Störungen zu überwinden. Das gilt besonders für Männer ohne Partner.

Masturbation wird von vielen Männern nicht als so lustvoll erlebt, wie sie es sein könnte, weil sie oftmals noch von Schuld- oder Schamgefühlen begleitet ist. Die Überwindung dieser negativen Gefühle würde sie dazu fähig machen, ihre autoerotischen Betätigungen mehr zu genießen . . .«

Jack Annon weist in seinem zweibändigen Werk »The Behavioral Treatment of Sexual Problems« (Die verhaltenstherapeutische Behandlung sexueller Probleme) auf die Wichtigkeit der Masturbation bei der Lösung sexueller Probleme hin.

Die Mehrzahl der ernsthaften Sexualwissenschaftler stimmt also darin mit uns überein, daß Masturbation keineswegs schädlich und eines der wirkungsvollsten Hilfsmittel bei der Behandlung sexueller Störungen ist. Wenn Sie mehr darüber lesen wollen, was diese und andere Wissenschaftler gesagt haben, schlagen Sie das 14. Kapitel auf.

## Es ist also ganz normal, zu masturbieren

Ja, das ist es, vollkommen normal! Und Kinsey hatte recht. Nahezu jeder amerikanische Junge masturbiert irgendwann im Laufe seiner Entwicklung zum Erwachsenen.

Um die Kenntnis darüber aufzufrischen, was Kinsey im einzelnen herausgefunden hat, wollen wir hier einige seiner statistischen Befunde wiedergeben. So machte er die Entdeckung, daß 95 % aller amerikanischen Männer mit Hochschulbildung bis zum Erreichen des 21. Lebensjahres masturbiert hatten. Die Angaben für Männer, die ein College besucht hatten, lagen noch um einiges höher. Dabei war die Rede durchaus von »willkürlicher Selbststimulation« und nicht von rein zufälligem Hand-/Genitalienkontakt.

Warum sollte man sich schuldig fühlen, da es doch aus vielen Gründen zur Masturbation kommen kann. Manche masturbieren einfach wegen des Vergnügens, andere tun es, um Spannungen abzubauen. Das muß nicht einmal eine sexuelle Spannung sein. Einige masturbieren nur dann, wenn sie ohne Partner sind, andere wollen dadurch ihre multi-orgasmischen Fähigkeiten erhalten oder einfach ihre Sexualfunktionen nicht vernachlässigen und auf der Höhe bleiben, selbst wenn sie feste Partner haben.

Darüber hinaus masturbieren Männer auch auf verschiedene Weise. Ein Mann, der sich an die Vorstellung gewöhnt hat, daß Orgasmus und Ejakulation synonym seien, wird solange masturbieren, bis er einen Orgasmus hat – einen einzigen Orgasmus. Dann hat er es hinter sich gebracht. Ein multi-orgasmischer Mann wird daran gewöhnt sein, seinen Koitus über eine längere Zeit auszudehnen, und folglich wird er auch dieselben Techniken wie beim Geschlechtsverkehr mit einem Partner anwenden.

Wenn Sie multi-orgasmisch werden wollen, nutzen Sie die Masturbation als den direktesten Weg zum Erlernen dieser Fähigkeit.

Die Gefahr, von der Masturbation abhängig und gewissermaßen süchtig zu werden, besteht nicht, wenn Sie es nicht schon vorher waren.

Masturbation ist kein »Kinderkram«, wie viele unserer Klienten denken. Wenn sie erstmal gemerkt haben, wie wertvoll sie als Lernhilfe sein kann, sind sie schließlich froh, ihre Abwehrreaktion überwunden zu haben. Physisch betrachtet gibt es keinen Unterschied zwischen einem multi-orgasmischen und einem einzel-orgasmischen Mann.

Multi-orgasmische Männer sind nicht größer, dünner, fetter, jünger oder stärker als Männer, die einzelne Orgasmen haben. Sie können nur ihre koitalen Betätigungen länger fortsetzen als ein einzel-orgasmischer Mann.

Das ist es, worauf Sie hinarbeiten sollten: auf die Fähigkeit, längere Zeit durchzuhalten und damit auch den Beischlaf mehr zu genießen. So einfach ist das. Durch die Einbeziehung der Masturbation werden Sie lernen, eine Anzahl »trockener« Orgasmen zu haben, ohne Ihre Erektion einzubüßen.

## Sie wissen bereits, wie man masturbiert? Seien Sie nicht so sicher

Wenn Ihnen niemand beigebracht hat, wie man masturbiert, wie haben Sie es gelernt?

Mit Sicherheit hat dieses Thema nicht zum Lehrplan Ihres Colleges gehört oder tauchte in der fünften Klasse Ihres Gesundheitskurses auf. Sie haben also einfach nur so damit angefangen, als Sie noch ein Kind waren? Sie haben getan, wobei man sich gut fühlte und sind dabei geblieben.

Das ist immerhin um einiges besser, als überhaupt nichts gelernt zu haben. Aber es gibt doch gewisse Fertigkeiten, durch die Ihre Masturbation sich wirkungsvoller gestaltet. Das sollen Sie jetzt hier lernen.

Wir sind überzeugt, daß Masturbation im Leben eines jeden Menschen eine wichtige Rolle spielt, ob er nun verheiratet ist oder nicht. Wir werden Ihnen sagen, warum.

Es führt uns alles zurück auf die Erörterung der Sexualität im allgemeinen. Was ist eigentlich Sex? Was sagen wir zu einem Partner, wenn wir mit ihm schlafen?

Sie sagen ihr vielleicht, daß Sie sie schön finden. Sie sagen, daß Sie sie lieben. Klingt großartig. Aber wie wollen Sie ihr das durch Ihr Handeln beweisen?

Jenny, eine unserer Klientinnen, äußerte sich sehr offenherzig über ihre Reaktionen, als sie uns die Gründe nennen sollte, wann und warum sie mit ihrem Mann Geschlechtsverkehr habe: »Ich mag es sehr gern, mit Joe zu schlafen – also, das heißt meistens. Ich weiß, daß er mich liebt, und es ist eine wundervolle Gelegenheit, es zu zeigen; doch es gibt Zeiten . . .«

Joe machte ein verdutztes Gesicht. Das war anläßlich einer unserer »Gemeinschaftssitzungen«, in denen Partnerprobleme durchgesprochen werden.

Ohne zu ihrem Mann hinzusehen, fuhr Jenny fort: »Wenn er mich benutzt, um Spannungen loszuwerden, die sich bei seiner Arbeit ergeben, dann ist für mich alles vorbei. Ich fühle mich benutzt...« Ihre Stimme wurde leiser, »...und mißbraucht.«

Wir konnten deutlich sehen, daß Joe noch immer schockiert war. Also konzentrierten wir uns auf Jenny. »Was würden Sie denn von ihm denken, wenn er in einem solchen Augenblick masturbieren würde?«

»Mir wäre es lieber, er würde es tun.« Jenny schaute hoch und blickte Joe direkt an. »Er ruiniert unsere Beziehung.«

Jetzt wandten wir uns Joe zu. »Was halten Sie denn selbst von Masturbation?«

Er schnitt eine Grimasse. »Nun ja«, er polterte los: »Ich habe schließlich geheiratet, damit ich so etwas nicht mehr tun mußte.«

»Sie haben gehört, was Jenny sagte. Sie hat das Gefühl, daß Sie ihre Beziehung zerstören, wenn Sie immer dann Geschlechtsverkehr haben, wenn Ihnen danach ist, ohne sich darum zu scheren, was sie dabei empfindet.« Wir wandten uns wieder Jenny zu. »Ist das richtig?«

Sie nickte.

Joes Stimme wurde jetzt fester und lauter: »Es ist ihre Pflicht.«

Wir gingen über seinen Einwurf hinweg. »Wollen Sie denn, daß sie es so satt bekommt, daß sie Sie verläßt?«

Diesmal sah er uns direkt an. »Das hat sie doch gar nicht gesagt. Also, nein, natürlich will ich nicht, daß sie mich verläßt. Das wird sie auch nicht tun. Wir lieben einander doch.«

»Warum sind Sie dann eigentlich hier?« Er antwortete nicht, also setzten wir nach. »Sie bestand darauf, daß Sie beide hierher kommen, das haben Sie uns schon erzählt. Glauben Sie denn, sie hätte darum soviel Aufhebens gemacht, wenn es ihr nicht wichtig gewesen wäre? Sie möchte doch, daß einige Dinge verändert werden, nicht wahr?«

Er murmelte zustimmend.

»Wir haben Jenny ja auch nicht sagen hören, daß sie mit Ihnen nicht mehr schlafen will. Was sie gesagt hat, ist, daß sie den Eindruck habe, es bestehe ein Problem, das schwerwiegend genug ist, Konflikte zwischen Ihnen beiden entstehen zu lassen, sofern es nicht gelöst werden kann. Sie sagte, Sie gäben ihr mitunter das Gefühl, benutzt und mißbraucht zu werden. Können Sie erwarten, daß sie noch bei Ihnen bleiben will, wenn Sie so weitermachen?«

Und wieder ein Gemurmel von ihm. War das Zustimmung?

»Wissen Sie, was sie Ihnen zu verstehen geben will, ist doch, daß sie möchte, daß Sie sie lieben – und nicht nur bumsen.«

Jetzt wurde Jenny lebendig. »Das ist richtig.« Sie blickte Joe gerade ins Gesicht. »Wenn Du mit all Deinen Problemen von der Arbeit nach Hause kommst, möchte ich, daß Du sie mit mir durchsprichst. Alles, was Du dann aber willst, ist, mit mir zu schlafen. Du denkst dabei überhaupt nicht an mich. Ich fühle mich dann einfach elend.«

In der einen oder anderen Form wiederholen sich derartige Gespräche in unserem Beratungszimmer. Eheliche Vertrautheit gründet sich auf mehr als nur den Sex. Der ist ein Teil davon, ein wichtiger Teil. Aber einiges muß hier noch gesagt werden zu den anderen Aspekten einer Beziehung. Wenn ein Mann erwartet, daß der Geschlechtsverkehr Probleme löst, über die man besser reden sollte, dann mißbraucht er den Liebesakt und zugleich auch seine Frau.

Sexualität ist in ihrer höchsten Form ein Akt der Liebe. Sorgen Sie dafür, daß es so bleibt. Masturbieren Sie, wenn Sie nur Spannungen abbauen wollen.

Sagen wir damit etwa, daß eine Frau nicht jederzeit für alle sexuellen Bedürfnisse des Mannes verfügbar sein muß?

Genau das meinen wir. Was Sie hier lernen, darauf werden Sie wahrscheinlich hin und wieder zurückgreifen müssen. Selbst wenn Sie verheiratet sind und auch, wenn Ihre Frau Sie sehr liebt, gibt es Zeiten, in denen Sie besser beraten sind, Ihre Hände zu benutzen als sie.

Die meisten Männer haben im Knabenalter von anderen Jungen gelernt, zu masturbieren. Ein großer Junge unterrichtet die jüngeren: »Du bewegst die Hand an Deinem Schwanz auf und ab, und nach einer Weile schießt da so ein Saft heraus, und Du fühlst dich gut.« Das ist der ganze Unterricht. Orgasmus und Ejakulation gehören zusammen, wird behauptet.

Jim ist dafür ein Beispiel. Als Junge lernte er, unter der Dusche zu masturbieren. Er ließ Wasser auf seinen Penis laufen, bis er steif wurde. Als er dann alt genug dazu war, ejakulierte er unter der Dusche. Diese Methode behielt er während seiner gesamten Schulzeit und auf dem College bei. Als einmal mit einer Horde Jungen über Masturbation gesprochen wurde, konnte er mitreden, ohne daß ihm dabei aufgegangen wäre, daß über zwei ganz verschiedene Techniken gesprochen wurde.

Als Jim heiratete, konnte er im Zusammensein mit seiner Gefährtin zu keiner Erektion kommen, es sei denn, sie befanden sich unter der Dusche. Ihm mußte erst beigebracht werden, wie man masturbierte, indem man durch Auf- und Abbewegungen den Koitus nachahmte.

Auch Saul lernte das Masturbieren ebenfalls nicht auf herkömmliche Weise. Er masturbierte, indem er sich auf den Bauch legte und seinen Körper so bewegte, daß sein Penis sich am Bettlaken rieb. Auch er mußte ein neues Reaktionsschema lernen, bevor er zu einem normalen Geschlechtsverkehrs in der Lage war. Bei ihm stellte sich eine Erektion zwar ohne Schwierigkeiten ein, doch beim Koitus wurde nicht genug Druck auf den Penis ausgeübt, so daß er nicht zum Höhepunkt kommen konnte. Sie sehen also, wie sich falsche Aufklärung auswirken kann. Das »Wie« Ihrer Masturbation wird Einfluß darauf haben, ob Sie schließlich imstande sein werden, während des Koitus multiple Orgasmen zu haben. Im 8. Kapitel werden wir Ihnen genaue Anleitungen dazu geben.

## *Sie sind nicht einsam, wenn Sie allein sind*

Verzeihen Sie uns die Wiederholung – doch sie ist nötig.

Sie müssen Ihre Ängste vor der Masturbation loswerden, auch wenn Sie meinen, daß bei Ihnen gar keine vorhanden sind. Sie sind bei den meisten Männern tief verwurzelt. Sicher haben Sie alle schon mindestens eine dieser nachstehenden alten Weisheiten gehört. Denken Sie stets daran: Sie sind nicht wahr!

1. Männer verfügen nur über eine begrenzte Menge Samen. Wenn Du ihn durch Masturbation vergeudest, könntest Du leergelaufen sein, bevor Du alt geworden bist, und dann bist Du impotent. Unsinn!
2. Es bilden sich Warzen auf Deinen Händen. Albernheit!
3. Es ist Sünde. Falsch!
4. Es ist etwas Schmutziges. Gewäsch!

Masturbation ist eine natürliche, normale Handlung. Es gibt keinen Grund für Schuldgefühle. Machen Sie sich davon frei, daß es etwas Schlechtes ist, wenn Sie Ihre Genitalien berühren. Das ist wichtig, denn wenn Sie lernen wollen, multi-orgasmisch zu werden, dürfen Sie sich nicht schuldig fühlen, während Sie die Übungen machen. Schuld hat wirklich viel mit der Art und Weise zu tun, wie Sie Sexualität erleben und praktizieren. Schuld veranlaßt manchen Mann, sich beim Geschlechtsakt so zu verhalten, als verspäte er sich bei einer Verabredung. Die Frauen kennen Symptome: »Also, es ist rein, raus, einschlafen. Ich bekomme dabei keine Chance.«

Es gibt dazu sogar einen alten Einzeiler: »Wham, bam, thank you ma'am.«

Von Anbeginn sind Jungen auf einen schnellen Orgasmus aus. Sie haben Angst, erwischt zu werden.

Wardell Pomeroy gibt in seinem Buch »Boys and Sex« den Ratschlag, daß möglichst alle Jungen – da die meisten ja ohnehin masturbieren – lernen sollten, sich viel Zeit dabei zu lassen, damit sie dann als Erwachsene während des Geschlechtsverkehrs auch länger aktiv bleiben können. Ein ausgezeichneter Vorschlag. Doch es gibt nicht sehr viele Eltern, die ihre Söhne zum Masturbieren ermuntern. Das Kind wird sich immer schuldig fühlen, wenn es »so etwas« tut.

Bernard zum Beispiel war nach eigenen Worten »ziemlich schwer drin in der Masturbation«, als er ein Junge war. »Ich habe jeden Tag masturbiert. Entweder bin ich auf die Toilette gegangen und habe die Tür abgeschlossen, oder ich habe es abends getrieben, nachdem ich zu Bett gegangen war. Ich war dabei immer sehr vorsichtig. Ich wollte nicht ins Bett ejakulieren, weil meine Mutter es sonst herausgefunden hätte. Ich wußte nicht, wie sie darüber dachte, doch ich stellte mir vor, daß sie dagegen sein würde, und ich wollte mich nicht ausschelten lassen.«

Wir fragten ihn, wie er es vermieden habe, im Bettzeug Spuren zu hinterlassen.

»Also, ich habe Kleenex benutzt – Unmengen davon, und dann mußte ich mir überlegen, was ich mit all dem Papier machen sollte. Also tat ich es unter der Dusche oder in der Toilette über dem Becken. Einmal stand ich über dem Toilettenbecken und masturbierte, aber ich hatte vergessen, die Tür abzuschließen. Meine Mutter kam herein. Sie sagte nichts. Ich war damals 14, glaube ich. Das hat mich wirklich beunruhigt, daß sie gar nichts sagte. Danach war ich dann noch viel vorsichtiger.«

»Warum hat es Sie beunruhigt?«

»Vermutlich, weil ich annahm, daß es schlecht sei, und daß sie eigentlich mit mir schimpfen müßte. Ich habe eigentlich niemals so richtig verstanden, warum sie überhaupt nichts gesagt hat. Sie hat nicht einmal überrascht ausgesehen, und ich weiß doch, daß sie mich genau gesehen hat.«

»Vielleicht fand sie, daß nichts dabei ist und hat nur nicht gewußt, daß Sie Schuldgefühle hatten.«

»Vielleicht. So habe ich mir das noch nie überlegt. Vermutlich habe ich einfach gedacht, daß alles, wobei man sich so gut fühlt, nicht schlecht sein könne.« Er dachte eine Weile darüber nach. »Ich glaube, ich habe noch immer dasselbe Gefühl. Wissen Sie, was ich meine?«

Ja, wir wußten Bescheid. Wir hatten reichlich mit Klienten zu tun gehabt, die sich sträubten, wenn wir Ihnen nahelegten, zu masturbieren. Auch dann noch, wenn sie wußten, daß Selbstbefriedigung zur Lösung Ihres sexuellen Problems beitragen könnte.

Es gibt eine stillschweigende Duldung der Selbstbefriedigung bei den meisten Jungen, doch trotz sexueller Aufklärung wird immer davon ausgegangen, daß Erwachsene dies nicht tun sollten, besonders dann nicht, wenn sie Sexpartner haben.

»Ja, als Kind habe ich eine Menge masturbiert«, verkündete Jerry, ein anderer Klient. »Aber ich weiß nicht recht, ob es richtig ist. Ich bin verheiratet. Meine Frau sähe das gar nicht gern. Gibt es denn nichts anderes, was ich tun könnte? Vielleicht eine andere Frau?«

Wir mußten uns ziemlich lange mit ihm unterhalten, bis wir ihn überzeugt hatten, daß nach unseren Erfahrungen mit Männer und Frauen, die ein ausgefülltes Geschlechtsleben haben, Selbstbefriedigung sehr häufig und unbefangen praktiziert wird. Sie tritt nicht an die Stelle des Geschlechtsverkehrs, doch sie hilft, Spannungen abzubauen, solange sie als Gegenmittel dazu ausreicht. Sie hilft ausgleichen, wenn zwei Menschen sehr unterschiedliche sexuelle Bedürfnisse haben. Sie hilft dem einen Partner, wenn der andere »zu müde« ist, kein Interesse hat oder weil er ganz einfach nicht erreichbar ist. Manchmal masturbiert einer einfach zum Vergnügen, weil es ihm Spaß macht.

Eine Reihe von Leuten kamen mit der Befürchtung zu uns, daß sie im Übermaß masturbierten. Sobald wir sie eingehender befragten, stellte sich heraus, daß sie ziemlich normal sind, besonders wenn diese Klienten nur wenig Gelegenheit zum Geschlechtsverkehr hatten. Probleme gibt es nur, wenn jemand sich in der Öffentlichkeit selbst befriedigt. Das stellt natürlich für andere eine Belästigung dar und könnte zu Festnahme und Arrest führen.

Rex ist dafür ein gutes Beispiel. Etwa fünf Jahre, bevor er zu uns kam, arbeitete Rex als Sensationsdarsteller bei Autorennen. Sein Job war voller Spannung und Aufregungen. Als er einen Unfall hatte, der ihn über längere Zeit ans Bett fesselte, fehlte ihm der Nervenkitzel.

Wegen der Art seiner Verletzung hatte er mit seiner Frau weitaus weniger Geschlechtsverkehr, doch das akzeptierten beide.

Doch auch nach Wiederherstellung seiner Gesundheit schliefen sie nicht mehr so oft miteinander wie vor seinem Unfall. Der Grund, weswegen er zu uns kam, war das, was er selbst »exzessive Masturbation« nannte. Er erzählte uns, daß er jetzt nicht nur einfach mehr im Badezimmer masturbierte. »Wenn ich mit meinem Auto herumfahre und ein hübsches Mädchen sehe, dann masturbiere ich in meinem Wagen. Ich fürchte immer, daß mich jemand sehen könnte. Ich habe sogar angefangen, durch fremde Fenster zu starren und mich selbst zu befriedigen, während ich drinnen eine Frau beobachte. Ich weiß, daß das gefährlich ist, ich muß damit aufhören. Wenn ich jemals geschnappt werde, werde ich eingesperrt.«

Er tue dies, so erklärte er uns, ». . . etwa zwei- oder dreimal in der Woche. Das ist zu oft. Das weiß ich selbst. Ich muß damit ganz aufhören.«

Aus unserer Forschungsarbeit wissen wir, daß ein Mann, der zwei- oder dreimal die Woche masturbiert, sich keinen Exzessen hingibt, besonders dann nicht, wenn er und seine Frau nur jede Woche ein- oder zweimal Geschlechtsverkehr haben, wie das bei Rex und seiner Frau der Fall war. Das Problem bestand nicht darin, wie oft er sich selbst befriedigte, sondern in seinem Bedürfnis, Masturbation mit echter Gefahr zu verbinden.

»Wie fühlt man sich, wenn Sie dort masturbieren, wo Sie erwischt werden können? Steigt der Adrenalinspiegel und fühlen Sie sich so aufgedreht, wie Sie es gewöhnt waren, wenn Sie bei irgendeinem gefährlichen Stunt in Ihrem Auto gesessen haben?«

Unsere Frage schien ihn zu überraschen. Doch er nickte zustimmend.

»Vermissen Sie diese Stuntrennen?«

»Ja sicher. Das ist echter Nervenkitzel. Sie wissen schon Bescheid . . .« Wir konnten sehen, daß er uns schon um einige Schritte voraus war.

»Gibt es irgendeinen Weg, wie Sie ohne Gefahr etwas von jener Erregung in Ihr Leben zurückbringen können? Sind Sie je in einem Nudistenpark gewesen?«

»Ja, es gefiel mir. Und ich hatte nicht das Bedürfnis, mich selbst zu befriedigen, während ich dort war. Doch meine Frau fand es abscheulich. Also fällt das schon mal aus.«

Wir fragten ihn ausführlicher über sein Geschlechtsleben aus.

»Es ist nicht mehr das, was es vor zwanzig Jahren war. Wir stehen uns nicht mehr so nahe, und ich vermisse das. Ich glaube, es ist ihr ziemlich gleichgültig, wenn wir mal miteinander ins Bett gehen.«

»Ist Ihr Verhalten dann vielleicht ein Hilferuf?« Wir beobachteten ihn gespannt. »Haben Sie jemals versucht, Selbstmord zu begehen?«

Er riß seine Augen weit auf. »Wie haben Sie das erraten? Das habe ich. Vor etwa fünf Jahren. Ich war danach drei Jahre in Therapie. Ich würde es nicht noch mal versuchen.«

»Wohl nicht bewußt. Aber haben Sie schon mal darüber

nachgedacht, ob es nicht eine Form von Selbstmord ist, wenn Sie riskieren, eingesperrt zu werden? Sie haben uns gesagt, daß dies das Ende sein würde, daß Ihre Frau Sie dann wahrscheinlich verläßt. Von nun an wären Sie registriert als einer, der andere sexuell belästigt, und wohin Sie auch immer gingen, Sie wären stets meldepflichtig. Wann immer dort ein Sexualverbrechen begangen würde, würden Sie festgehalten und verhört werden. Ihr ganzes Leben, so wie Sie es zumindest bis jetzt noch kennen, wäre vorbei.«

Er schwieg eine ganze Weile. »Ja, ich weiß. Darum will ich auch, daß Sie mir helfen. Ich will nicht, daß es passiert, aber ich riskiere es trotzdem, nicht wahr?«

Ja, das täte er, meinten auch wir. Dann führten wir weiter aus. »Es gibt noch eine andere Möglichkeit. Ist dies für Sie nicht vielleicht auch ein Weg, Aufmerksamkeit auf sich zu ziehen – wie ja auch aller Augen auf Sie gerichtet gewesen sind, als Sie noch ein Stuntfahrer waren?«

Wieder schien er überrascht. »Wie konnten Sie das wissen? Es gibt mir das Gefühl, wichtig zu sein. Irgendwie male ich mir aus, wie es sein würde, wenn ich geschnappt werde. Um mich herum eine Menge Leute, die mich anstarren. Doch ich weiß, daß es dann doch nicht so wäre, und mir geht auf, daß ich mich blöd verhalte. Doch ich kann einfach nicht aufhören. Das macht mir schon Angst.«

»Würden Sie jemals eine der Frauen berühren, die Sie beobachten? Würden Sie sie verletzen?«

Er schien schockiert. »Natürlich nicht. Doch meine Frau denkt, daß es so kommen könnte, und ich bin langsam ein bißchen besorgt, weil ich das Gefühl habe, die Kontrolle zu verlieren. Sogar jetzt geht es mir so, während ich mir selbst einrede, daß es nicht so ist.«

»Wie würden Sie sich fühlen, wenn Sie einen besseren Kontakt zu Ihrer Frau hätten. Mit viel Küssen und Umarmen.«

Zum ersten Mal lächelte er. »Ach, das würde ich nur zu gern. Wissen Sie, meine Frau ist Katholikin. Und ich weiß, daß es sie verletzt, wenn ich masturbiere. Doch sie will keinen Sex mit mir. Was soll ich denn nach Ihrer Meinung tun?«

»Haben Sie schon mal bedacht, daß Sie die Katastrophe vielleicht deswegen heraufbeschwören, weil Sie ihr die Zurückweisung heimzahlen wollen?«

Er antwortete schnell. »Nein, natürlich nicht. Doch wenn sexuell zwischen uns alles wieder in Ordnung wäre, dann würde ich mit all diesen Sachen wahrscheinlich aufhören.«

Er gelangte zu dem Entschluß, daß er sich ernsthaft auf die Suche nach einer Betätigung machen sollte, die ihm zumindest ein kleines Stück jenes Hochgefühls, das er als Stuntman empfunden hatte, zurückgeben würde. Seine Probleme wurden rechtzeitig gelöst, und es gelang ihm schließlich, eine engere, intimere Beziehung zu seiner Frau zu finden.

Einige andere Fälle »exzessiver« Masturbation haben ähnliche Gründe, doch nur einen Mann aus unserer Bekanntschaft, Jake, könnte man vielleicht einen exzessiven Masturbator nennen. Er tat es sieben- bis zehnmal täglich – so oft, daß es ihn beruflich behinderte und seine Beziehungen zu anderen beeinträchtigte. Als wir ihn kennenlernten, war er nicht in Therapie, und wir wissen auch nicht, ob er sich überhaupt um eine Therapie bemühte. Jake masturbierte so ausgiebig, um seine Frau auf sich aufmerksam zu machen, was ihm auch gelang. Nachdem sie wieder gelernt hatten, miteinander umzugehen, bestand auch nicht mehr die Notwendigkeit einer Therapie.

Gelegentlich kommt auch ein Paar zu uns, weil die Frau enttäuscht ist, daß ihr Mann sich selbstbefriedigt, anstatt mit ihr zu schlafen. Das kann die Folge davon sein, daß die Frau zu anspruchsvoll ist und er das Gefühl bekommt, ihren Erwartungen nicht mehr gerecht werden zu können. Es erscheint ihm bequemer, zu masturbieren.

Sie werden bemerkt haben, daß keines dieser Probleme eigentlich direkt mit Masturbation zu tun hat. Es handelt sich um Ursachen, die zur Masturbation hinführen und darin eine Lösung finden.

## Was wäre, wenn man sich einfach eine andere Frau zulegte?

Einige Männer sind so sehr gegen Masturbation eingestellt, daß sie ernsthaft glauben, sie seien besser dran, wenn sie sich eine andere Frau suchen. Ehebruch oder »Herumhuren« erscheint ihnen normaler als der schreckliche Akt der Selbstbefriedigung. Solche Männer werden wohl Partner finden, die sie als Bettgefährten akzeptieren, doch zu einer echten emotionalen Beziehung kommt es dabei nicht. Das braucht nicht zu der Schlußfolgerung führen, daß Frauen in solchen Beziehungen stets nur die Opfer sind. Es gibt auch Frauen, die eine rein sexuelle Beziehung wünschen.

Bud, einer unserer Klienten, sprach unablässig von seiner Frau und seinen Kindern und davon, welch eine großartige Familie er habe. Sein einziges Problem war, daß seine Frau sich einfach nicht für Sex interessierte. Sie waren seit fünfzehn Jahren verheiratet; während der letzten fünf Jahre hatte er noch nebenher eine Sexpartnerin gehabt.

Diese Frau arbeitete in seinem Büro. Etwa einmal die Woche besuchte er sie. Sie aßen gemeinsam zu Abend und gingen dann miteinander ins Bett. Er verbrachte nie sehr viel Zeit mit ihr, da sie nur wenig Gemeinsamkeiten hatten. »Sally ist jemand, mit dem man hin und wieder ins Bett gehen kann. Sie hat keinen festen Freund, also ist es auch für sie ganz gut.«

Wir fragten ihn, ob er es in Erwägung gezogen hätte, sich von seiner Frau scheiden zu lassen, um Sally zu heiraten.

»Oh nein. Das will keiner von uns. Wenn ich die Sache mit meiner Frau wieder ins Lot bringen könnte, würde ich mit Sally aufhören. Die würde das verstehen. Ich weiß auch, wenn sie jemanden fände, der ihr guten Sex bietet und der ihre Interessen hat, würde sie sich auch von mir trennen. Aber ich weiß nicht, was ich tun würde, wenn das passierte. Vielleicht bin ich mit der nächsten Frau, die ich finde, dann nicht so glücklich.

Ich weiß auch, daß Sally niemals etwas tun würde, was unsere Ehe gefährden könnte.«

Wir fragten ihn, warum er denn dieses Verhältnis fortsetze, da er doch genau wisse, daß es zu nichts führe.

»Weil ich weiß, daß ich Sally niemals wehtun könnte. Wir wollen alle beide nur Sex. Ich würde mich schuldig fühlen, wenn ich denken müßte, daß ich sie verletze.«

Wir fragten ihn, warum er nicht einfach masturbiere.

Er blickte uns überrascht an. »Das kann ich nicht tun. Das ist nicht richtig.« Dann lächelte er. »Es ist komisch, nicht wahr. Ich bin durchaus bereit, meine Frau mit einer anderen zu betrügen. Aber masturbieren möchte ich nicht. Dabei würde ich mich schuldig fühlen.«

So wie ihm geht es vielen Männern. Das Schuldgefühl sitzt zu tief, als daß sie die Masturbation als ganz natürliche Sache empfinden und sie als wichtigen Bestandteil ihres Geschlechtslebens akzeptieren.

## *Man kann es erlernen, Orgasmen zu multiplizieren*

Vieles im letzten Kapitel war eine Auseinandersetzung mit Argumenten und Techniken, die Männer verwenden, um Masturbation zu vermeiden. Jetzt wollen wir uns den Männern zuwenden, die die Masturbation anwenden, um mit ihrem Körper vertraut zu werden, die zu uns kamen und behaupteten, sie seien multi-orgasmisch. Sie benutzten die Masturbation, um das letzte aus ihren Körpern herauszuholen. Sie empfanden nicht das Bedürfnis, eine Partnerin zu bemühen, während sie lernten.

Wir haben die Bedeutung der Masturbation für Sie so nachdrücklich hervorgehoben, weil es für Sie der schnellste Weg ist, unsere Lektionen zu lernen. Nachdem Sie erfahren haben, wie Sie multiple Orgasmen allein haben können, probieren Sie es nun mit einer Partnerin.

Noch etwas ist dabei zu bedenken. In der Vergangenheit haben Sie wahrscheinlich in aller Hast masturbiert, ständig in Angst, erwischt zu werden. Jetzt müssen Sie die Sache anders angehen. Wir möchten, daß Sie ganz lange Zeit dabeibleiben. Entspannen Sie sich, vermeiden Sie alles, was Ihnen die Zeit verkürzen könnte, die Sie sich nehmen wollten. Lange hinausgezögerte Selbststimulation ist im Augenblick die Lernmethode, um multi-orgasmisch zu werden. Ob Sie das Gelernte danach noch beibehalten wollen, liegt ganz bei Ihnen.

Im Hinblick auf Ihr Vorhaben, multi-orgasmisch zu werden, wollen wir Masturbation neu definieren und sie ein Werkzeug nennen – ein Mittel, das Sie verwenden können, um das Schema Ihres sexuellen Verhaltens zu ändern. Nachfolgend einige Tips:

1. Während Sie lernen, hat niemand sonst damit zu schaffen als Sie selbst.

2. Sie müssen sich nicht einmal besonders aufgekratzt fühlen, wenn Sie damit beginnen. Vielleicht werden Sie herausfinden, daß die Sache besser läuft, wenn Sie unsere Anweisungen nicht dann zu praktizieren versuchen, wenn Sie einen starken sexuellen Drang verspüren. Ihr Bedürfnis nach Entspannung könnte durch die Veränderungen, die sich mit Ihrem Körper abspielen, in Konflikt geraten.

3. Es geht Ihnen um die Kontrolle der Ejakulation. Bei dieser Selbstbeobachtung sollten Sie sich nicht ablenken lassen. Wenn Sie allein sind, haben Sie eine bessere Chance, Ihr Ziel zu erreichen.

Wenn wir in der Therapie mit einem Mann zu tun haben, der Erektionsprobleme hat oder den Wunsch hegt, länger durchzuhalten, dann raten wir ihm gewöhnlich, mindestens zwei- oder dreimal wöchentlich jeweils zwanzig Minuten oder länger zu masturbieren.

Die Stimulation der Genitalien ist das Ziel. Wenn der Mann nach zwanzig Minuten den Wunsch empfindet, zu ejakulieren, dann ist das in Ordnung. Es tut der Übung keinen Abbruch, wenn es geschieht. Sie sollen lernen, daß es genauso wichtig ist, die Genitalien »topfit« zu machen, wie es ja auch notwendig ist, jeden anderen Körperteil in guter Verfassung zu halten. Betrachten Sie also Ihre Geschlechtsorgane einfach als einen Teil von sich, der in Form gehalten werden muß.

Es ist typisch, daß multi-orgasmische Männer keine Scham- oder Schuldgefühle gegenüber der Masturbation hegen, denn es gibt auch keine süchtige Gewöhnung daran oder gar eine Abhängigkeit.

Masturbation zum Erlernen multipler Orgasmen sollten Sie allerdings anders als früher ausführen, denn Ihr Ziel besteht nicht mehr darin, sich schnell zu befriedigen, sondern die Bewegungen langsam auszuführen und nur ganz leicht zu reiben.

Das sollte so lange wie möglich durchgehalten werden. Legen Sie sich auf den Rücken mit gebeugten Knien, die leicht geöffnet sein sollten. Das empfehlen wir, da multi-orgasmische Männer die Rückenlage vorzuziehen scheinen, wobei die Frau die obere Stellung einnimmt.

Einige Positionen und Methoden, die für die Masturbation gewählt werden, sind mit dem Geschlechtsverkehr nicht vereinbar. Chucks Vorgehen war ein gutes Beispiel dafür. Er lernte masturbieren, als er etwa zwölf Jahre alt war. »Ich fand heraus, daß ich mich mächtig gut fühlte, wenn ich meine Fußknöchel kreuzte und, den Penis zwischen meine Beine geklemmt, mit den Hüften rotierte. Auf diese Weise gelang es mir, zu ejakulieren. Aber jetzt kann ich beim Geschlechtsverkehr nicht ejakulieren.«

Er erzählte uns, daß er mit mindestens fünfzig Frauen geschlafen habe und bei keiner einzigen von ihnen ejakuliert hätte. Das frustrierte ihn und machte ihn besorgt. Er mußte seine »alte Stellung einnehmen«, um ejakulieren zu können.

Wir fragten ihn, ob er jemals versucht habe, bei der Masturbation auch seine Hand zu verwenden.

Er verneinte. »Es ist nicht recht, wenn man sich da unten berührt.«

Wer, so fragten wir ihn, habe ihm das denn erzählt?

»Niemand. Aber es ist einfach nicht richtig.«

Wir lächelten. »Wird Ihr Glied abfallen?«

Er lachte laut heraus. »Nein.«

»Werden Sie dann zur Hölle fahren?«

»Nein.«

»Warum also ist es dann unrecht?«

»Ich weiß nicht. Es gibt, glaube ich, keinen Grund. Es ist töricht. Doch so empfinde ich eben. Können Sie mir helfen?«

Zunächst mußten wir ihn davon überzeugen, daß er sein Glied berühren solle, da Masturbation ein notwendiger Bestandteil seiner Therapie sei. Dann boten wir ihm die Möglichkeit an, sich Tests im Labor zu unterziehen und Erkenntnisse während seiner Therapiearbeit zu gewinnen. Dem stimmte er sofort zu.

Das Therapieteam bestand aus einem Mann und einer Frau. Sie gaben ihm Ratschläge, wie er seine Hände bewegen sollte. Gleichzeitig wurde er über seine aufgezeichneten Reaktionen unterrichtet.

Eine andere Möglichkeit für ihn wäre eine Masturbationsmaschine, die verhindert, daß er sich selbst berühren muß. Doch rieten wir ihm davon ab, da er ja schließlich lernen sollte, entspannter mit seinem Körper umzugehen.

Er befolgte gewissenhaft unsere Anweisungen und befreite sich schrittweise von seinem alten Masturbationsschema; als er uns dann verließ, war er imstande, während des Geschlechtsaktes zu ejakulieren.

Im Laufe der Therapiearbeit hat sich herausgestellt, daß die meisten Männer es vorziehen, wenn die Frau oben liegt. Viele Frauen schienen anfangs diese Stellung nicht sehr zu schätzen, die ihnen das Gefühl gab, statt der Männer beim Sex die »Arbeit« zu leisten.

Will ein Mann multi-orgasmisch sein, dann braucht er allerdings Kraft. Wenn er die obere Lage einnimmt, bedeutet das für ihn eine körperliche Anstrengung. Er muß sich abstützen, um seine Partnerin nicht zu zerdrücken. Sobald er einen Orgasmus in dieser Stellung gehabt hat, ist er gewöhnlich völlig erschöpft. Er fällt auf das Bett zurück und schläft ein.

Das ist anders, wenn er auf dem Rücken liegt: er kann sich mehr entspannen. Die auf ihm sitzende Frau muß sich nicht so anstrengen wie er und ist gewöhnlich leichter. Sie verfügt über einen zusätzlichen Vorteil. Da sie ihre Bewegungen besser kontrollieren kann, kann sie sie ihren Bedürfnissen eher anpassen. Gewöhnlich reicht den ratsuchenden Paaren unsere Erklärung, und sie willigen ein, es mit dieser Stellung zu versuchen, der sie dann schließlich auch den Vorzug geben.

Die meisten Männer masturbieren, indem sie ihr Glied packen und die Hand den Schaft entlang auf- und abwärts bewegen. Wir möchten, daß Sie dasselbe tun. Wir möchten, daß Sie Ihre Hand langsam bewegen, sanft, bei nur ganz leichter Berührung. Es hat sich in manchen Fällen ejakulatorischer »Inkompetenz« herausgestellt, daß sie dadurch verursacht wurde, daß ein Mann mit einem zu starken Druck seiner Finger masturbierte. Sobald er diesen Druck so vermindert, daß er dem einer Vagina beim Geschlechtsverkehr gleichkommt, ist sein Problem oftmals schon gelöst.

Ken hatte sich bereits einer anderen Sexualtherapie unterzogen, bevor er zu uns kam. Unsere Frage überraschte ihn. »Ich bin zwar schon gefragt worden, ob ich ejakuliere, wenn ich masturbiere, doch niemand hat mich je nach dem Druck gefragt, den ich dabei ausübe. Ich habe nie geglaubt, daß dies einen Unterschied ausmacht. Ich habe einfach gedacht, daß das Zusammensein mit einer Frau mich hinreichend motiviert, und alles andere dann von selber kommt.«

Ken brauchte einige Wochen, bevor ihm dieser Wechsel in seinem Masturbationsschema gelang. Weil es ihm wichtig war, arbeitete er gewissenhaft. Als er seine Therapie beendete, konnte er beim Geschlechtsverkehr ejakulieren. Neun Monate später erhielten wir von Ken und seiner überglücklichen Frau eine Geburtsanzeige.

## Das Spiel mit dem Drücken

Wenn Sie bereits andere Bücher über Sex gelesen haben, haben Sie wahrscheinlich auch schon von der Preß-Technik gehört. Wir machen in unserer Therapie ausgedehnten Gebrauch davon, denn sie bietet dem Mann eine Methode, die Zeit während des Geschlechtsaktes hinauszuzögern, bevor er ejakuliert.

Wenn Sie imstande sind, während der Masturbation oder des Geschlechtsverkehrs fünfzehn bis zwanzig Minuten ohne Ejakulation auszuhalten, dann brauchen Sie diese Übung wahrscheinlich nicht. Doch wir möchten Ihnen empfehlen, sie auf jeden Fall zu erproben, damit Sie die Technik beherrschen können. Sie sind dann bestens ausgerüstet, mit unerwarteten Veränderungen in Ihrem sexuellen Lebensstil fertig zu werden.

Das können Vorfälle im Leben sein, die zeitweilig die sexuelle Aktivität einschränken oder sie völlig lahmlegen. Wenn Männer dann nach einem längeren Zeitraum erzwungener Enthaltsamkeit die sexuelle Aktivität wieder aufnehmen, dann neigen sie dazu, viel zu schnell zu ejakulieren. Mit der Press-Technik können Sie die Dinge unmittelbar unter Kontrolle bekommen.

Drei verschiedene Techniken können eingesetzt werden, um eine Ejakulation während Masturbation und Geschlechtsverkehr hinauszuzögern. Die erste ist die Preß-Technik, die zweite ist das Anspannen des PC-Muskels, die dritte besteht darin, die Hoden daran zu hindern, sich zu dicht am Körper aufzurichten (mehr hierzu später).

Die Press-Technik besteht darin, daß Sie Zeige- und Mittelfinger an die Unterseite des Gliedes bringen und den Daumen oben halten. Drücken Sie in dieser Stellung fest zu. Die Abbildung zeigt, wie das gemeint ist. Sobald Sie dies getan haben, schwillt das Glied entweder an, wird womöglich vollständig schlaff oder ist im Hinblick auf Festigkeit irgendwo dazwischen. Machen Sie sich deswegen keine Sorgen. Halten Sie den Druck fünfzehn Sekunden an und beginnen dann wieder über mindestens zwanzig Minuten mit den Auf- und Abbewegungen, ob Sie nun noch immer eine Erektion haben oder nicht. Drücken Sie stets dann zusammen, sobald Sie eine Ejakulation zurückhalten müssen. Mit wachsendem Zutrauen werden Sie finden, daß Sie das »Pressen« nicht mehr so oft einsetzen müssen. Sie können auch Ihre PC-Muskeln anspannen, anstatt zu drücken. Beide Techniken können auch kombiniert ange-

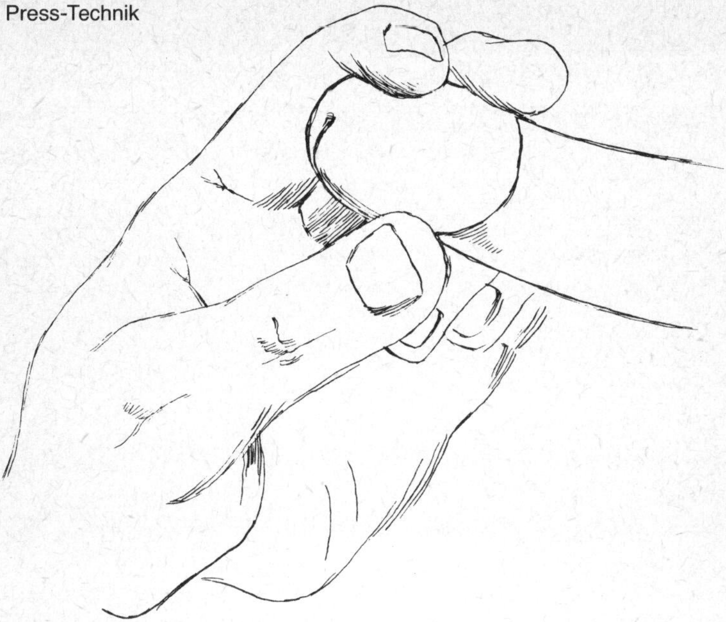

wendet werden, Sie brauchen sich da keinerlei Grenzen setzen. Manche Männer erlangen diese Kontrolle innerhalb einer Woche, andere haben bis zu sechs Monate gebraucht. Wichtig ist, ständig in Übung zu bleiben. Wie bei jeder anderen Art des Körpertrainings zahlt sich auch hier Durchstehvermögen aus.

Sobald Sie fünfzehn oder zwanzig Minuten ohne solchen Preßdruck auskommen, wird es Zeit für Sie, den nächsten Schritt zu tun. Gehen Sie jetzt daran, so nahe wie möglich an den Punkt der sogenannten ejakulatorischen Unvermeidbarkeit heranzukommen, bevor Sie wieder zusammendrücken. Sie werden ihn herannahen fühlen, wenn Sie gut auf körperliche Veränderungen achtgeben. Nach unserer Erfahrung können die meisten Männer erkennen, wann sie einen Orgasmus haben werden.

Sie müssen diese Press-Technik so nah wie möglich vor diesem Punkt anwenden mit dem Ziel, die Ejakulation zurückzuhalten, ohne auf einen Orgasmus verzichten zu müssen. Anfangs werden Sie vielleicht nicht viel Glück haben und den kritischen Punkt nur um Bruchteile von Sekunden verpassen, doch eines Tages werden Sie genau den richtigen Moment erwischen.

Irgendwann werden Sie herausfinden, daß Sie den Vorgang wiederholen können, und zwar jedesmal mit größerer Leichtigkeit. Sie werden schließlich feststellen, daß die Intensität jedes einzelnen Orgasmus größer wird und über einen längeren Zeitraum anhält, wenn Sie nicht ejakulieren.

## Ejakulatorische Unvermeidbarkeit

Es ist wichtig zu lernen, wann dieser Moment gekommen ist. Achten Sie auf Ihre Empfindungen und auf die Veränderungen, die sich in Ihrem Körper abspielen. Vielleicht verspüren Sie das Gefühl sogar, ohne eine Erektion zu haben, lassen Sie sich dadurch nicht überraschen.

Wenn Sie Schwierigkeiten haben, den entscheidenden Moment auszumachen, verfahren Sie nach folgendem Plan. Sobald Sie eine Erektion bekommen (und sei es nur eine »kleine«) setzen Sie die Preß-Technik ein und halten Sie den Griff fünfzehn Sekunden. Dann kehren Sie wieder zu den sanften und leichten Auf- und Abbewegungen zurück, mit denen Sie sich stimulieren sollen. Wiederholen Sie den Vorgang, doch lassen Sie etwas mehr Zeit verstreichen, bevor Sie wieder pressen. Wenn Sie kein Bedürfnis zu einer Ejakulation verspüren, strecken Sie die Zeit noch mehr. Auf diese Weise werden Sie den »Punkt ohne Wiederkehr« für Ihren Körper bestimmen können. Eine Mißdeutung der Anzeichen hin und wieder wird sich nicht vermeiden lassen, das sollte Sie nicht aus dem Konzept bringen. Immerhin lernen Sie ja etwas Neues.

Wir haben herausgefunden, daß bei den meisten Männern

während der kurzen Spanne zwischen dem Erreichen der ejakulatorischen Unvermeidbarkeit und dem Eintreten der Ejakulation die Lust sehr intensiv ist. Sie dauert etwa fünf Sekunden, dann wird der Samen ausgestoßen. Sie sollten versuchen, diese Lustphase nicht zu unterbrechen, sondern sie vielmehr verlängern. Genau das wird geschehen, wenn Sie die Ejakulation zurückhalten. Finden Sie jenen Moment, dann halten Sie zwar den Samenfluß auf, doch nicht die begleitenden Gefühle. Nach den Schilderungen unserer Versuchspersonen können Sie die reine Ekstase erleben.

## Man muß sie unten halten!

Eine nicht zu übersehende Veränderung spielt sich mit Ihren Hoden ab. Normalerweise hängen sie etliche Zentimeter unterhalb des Gliedschafts im Hodensack. Sie können sie mit Ihrer Beckenmuskulatur oder mit Ihrer Hand anheben. Während der sexuellen Erregungsphase zieht sich der Hodensack zusammen und hebt die Hoden zum Körper hin an. Sie können nicht ejakulieren, solange sie sich nicht in dieser Stellung befinden. Um also die Ejakulation zu verschieben, können Sie die Hoden mit der Hand niederhalten und sie daran hindern, jene Stellung einzunehmen, die die Ejakulation unvermeidlich macht. Einige Männer klemmen beim Masturbieren ihre Testikel zwischen die Beine, und gelegentlich verfahren sie auch so im Geschlechtsverkehr.

## Noch einmal – Übungszeit

Sie meinen, Sie brauchten zum Masturbieren nicht eigens eine Lektion?

Denken Sie einmal nach.

Die meisten Männer haben masturbieren gelernt, als sie

Knaben waren, und sie mußten immer Angst haben, dabei erwischt zu werden. Wie also haben Sie es gemacht?

Richtig! So schnell sie nur konnten. Sie hielten ihren Körper angespannt und bewegten die Hände sehr schnell; mehr noch: Sie packten ihr Glied viel zu fest an.

Sollten auch Sie es nach jener Methode gelernt haben, dann versuchen Sie es einmal anders, nämlich mit der Technik, die Sie in die Lage versetzt, multi-orgasmisch zu werden. Das war doch Ihr Ziel.

Also sagen wir es noch einmal in aller Ausführlichkeit – auf die Gefahr hin, uns zu wiederholen:

1. Machen Sie es sich bequem und entspannen Sie sich. Legen Sie sich auf den Rücken, nach Möglichkeit auf ein Bett.
2. Halten Sie die Knie gebeugt und etwas auseinander.
3. Streicheln Sie ganz sanft und leicht die Innenseiten Ihrer Schenkel und den Körper aufwärts bis zu Ihren Brustwarzen. Lassen Sie sich dabei Zeit, Ihr Glied und Ihre Hoden zu streicheln.
4. Nehmen Sie den Penis am unteren Ende zwischen Daumen und Zeigefinger, und bewegen Sie die Vorhaut sanft und langsam nach vorn und zurück. Falls Sie beschnitten sind, sollten Ihre Bewegungen ein bißchen sparsamer sein, oder lassen Sie Ihre Finger etwas mehr gleiten. Machen Sie es ganz sacht, und bleiben Sie langsam.
5. Streicheln Sie Ihre Brustwarzen (ja, auch Männer haben Nervenenden in ihren Brustwarzen) mit Ihrer anderen Hand. Die Brustwarzen werden hart (aufgerichtet). Auch wenn Sie meinen, darauf keine Reaktion zu haben, tun Sie es. Ihr Körper wird reagieren!
6. Streichen Sie sanft mit langsamen, leichten Bewegungen vom Schaft Ihres Gliedes bis zur Spitze.
7. Drücken Sie Ihr Glied etwa genauso fest, wie Sie sich den Druck von den Innenwänden einer Scheide vorstellen. Wenn Sie nicht wissen, wie stark das etwa sein muß, dann setzen Sie

die gleiche Kraft ein, die Sic für einen leichten bis mittelstarken Händedruck brauchen. Vermeiden Sie jeden harten, allzu festen Druck. Sie üben sich schließlich darin, während des Geschlechtsverkehrs nicht zu ejakulieren.

8. Setzen Sie die Auf- und Abbewegungen zwanzig Minuten fort. Beobachten Sie, wieviel Vergnügen Sie dabei empfinden, ohne die Geschwindigkeit zu erhöhen und auf eine Ejakulation hinzuarbeiten. Wenn Sie können, halten Sie Ihre Hoden nieder. Sobald Sie spüren, daß Sie bald zum Orgasmus kommen, wenden Sie die Preß-Technik an oder spannen Sie Ihre PC-Muskeln.

9. Setzen Sie die Preß-Technik immer dann ein, wenn Sie nahe an einer Ejakulation sind. Drücken Sie fünfzehn oder zwanzig Sekunden zusammen, lösen Sie dann den Griff und wenden Sie sich wieder dem Streicheln zu. Machen Sie sich keine Sorgen, wenn Ihr Penis etwas von seiner Erektion verliert.

10. Lassen Sie Ihre Gedanken schweifen, und wenden Sie sich den lustvollsten sexuellen Phantasien zu, die Sie sich ausdenken können. Wenn es zu Ihrem Vergnügen beiträgt, lesen Sie ein erotisches Buch oder sehen Sie sich erotische Bilder in einem Magazin an.

11. Sobald Sie imstande sind, fünfzehn oder zwanzig Minuten ohne Ejakulation zu masturbieren (unter Verwendung der Preß-Technik), dann prüfen Sie, wie dicht Sie an den Punkt der ejakulatorischen Unvermeidbarkeit herankommen können und dennoch nicht ejakulieren. Falls notwendig, verwenden Sie die Presstechnik und spannen Sie auch die Beckenmuskulatur an, und halten Sie Ihre Hoden vom Körper weg.

12. Bemühen Sie sich, einen Orgasmus ohne Ejakulation zu haben. Vielleicht tritt ein bißchen Samenflüssigkeit aus. Keine Angst. Viele Männer, die multiple Orgasmen haben, ejakulieren mit jedem Orgasmus eine kleine Menge Samen.

13. Masturbieren Sie mindestens zwei- bis dreimal die Woche.

14. Nehmen Sie sich Zeit, sich selber Vergnügen zu bereiten. Suchen Sie sich eine Zeit aus, in der Sie nicht gestört werden können. Falls nötig, verriegeln Sie Ihre Schlafzimmertür. Denken Sie stets daran: der Name des Spiels ist – Spaß. Tun Sie das, wonach Ihnen gerade zumute ist. Wenn Sie einen Vibrator benutzen wollen, nur zu. Sollten Sie es vorziehen, beim Masturbieren mit Seide und Federn herumzuspielen, dann tun Sie es doch! Alles ist gestattet, solange Sie mit sich allein sind und solange es keinen Schmerz bereitet. Tun Sie alles, was Sie brauchen, um den größten Lustgewinn dabei zu haben. Stellen Sie sich ganz auf Wollust ein. Wenn Sie über mindestens zwanzig oder dreißig Minuten mit ununterbrochener Lust masturbieren können, wird es für Sie keinen Unterschied machen, ob Sie nun während dieser Zeit nur einen Orgasmus haben oder ein Dutzend.

15. Denken Sie daran, daß Sie ein Schema entwickeln wollen, das leicht auf den Geschlechtsverkehr übertragbar ist. Das alles muß nicht unbedingt in der Stellung ablaufen, die wir Ihnen beschrieben haben, obwohl wir feststellen konnten, daß sie für die Mehrzahl der Männer am günstigsten ist. Sie sind ein Individuum. Sie müssen Ihren eigenen Weg finden und akzeptieren – und Ihren Körper annehmen. Tun Sie, was für Sie richtig ist.

## *Haben Sie keine Angst vor dem Masturbieren!*

Wir haben bereits einiges zum Thema Masturbation gesagt. Vielleicht machen wir für einige von Ihnen zuviel Aufhebens davon. Doch wir haben gute Gründe. Nach unseren Erfahrungen sowohl mit Klienten als auch mit Zuhörern unserer Vorträge sind wir auf große Widerstände gestoßen – allein schon die Erörterung dieses Themas schien ihnen unangenehm. Wir gehen davon aus, daß jedermann annimmt, jeder einzelne in unserer modernen Gesellschaft sei angenehm vertraut mit und ohne Vorurteil gegenüber Nacktheit und Sex und daß es nur noch ganz wenige Menschen gibt, die Angst vor der Masturbation haben. Doch allgemeine Annahme und Wirklichkeit scheinen auf diesem Gebiet nicht übereinzustimmen. Wir haben festgestellt, daß nur eine sehr geringe Zahl von Amerikanern der Masturbation ganz unbekümmert gegenübersteht. Sollten Sie einer von ihnen sein, dann überschlagen Sie dieses Kapitel.

Doch wenn Sie trotz allem, was wir bisher gesagt haben, dennoch eine Abneigung dagegen haben, sich selbst zu befriedigen, lesen Sie weiter. Denn was wir auch gesagt haben mögen, Masturbation ist keineswegs der einzige Weg, multi-orgasmisch zu werden. Doch die Bereitschaft, sich selbst zu befriedigen, gehört dazu. Was zählt, ist die Einstellung. Zwischen 1968 und 1982 sind annähernd 5000 Versuchspersonen und Klienten durch unser Institut gegangen. Sie haben uns vielerlei Gründe dafür genannt, daß sie nicht masturbieren konnten oder es nicht wollten. Vielleicht haben Sie einen Grund, der einzigartig ist. Doch wahrscheinlicher ist, daß Sie eine jener Entschuldigungen gebraucht haben, die wir im folgenden aufführen wollen:

1. Mein Wertsystem verbietet es
2. Ich weiß nicht, wie man es macht
3. Masturbation ist etwas für Kinder – nicht für Männer
4. Ich habe Angst, daß ich daran hängen bleibe und dann vielleicht am Geschlechtsverkehr keinen Spaß mehr habe
5. Ich brauche das nicht. Der Sex, den ich habe, reicht mir – und zwar Sex von der richtigen Art
6. Wenn es soweit kommt, daß ich Spaß an der Masturbation gewinnen sollte, bin ich vielleicht nicht mehr in der Lage, mit einem Partner richtig zu funktionieren
7. Meine Religion verbietet es
8. Es ist böse – Teufelswerk
9. Es ist zu mühevoll
10. Ich habe nicht die Zeit dazu
11. Mein Partner will nicht, daß ich masturbiere
12. Was sollen meine Freunde denken – wenn sie erfahren, daß ich so etwas mache!

Sollte Ihre Abneigung gegen die Masturbation unüberwindlich sein, verzweifeln Sie nicht. Es gibt andere Methoden, die erprobt werden können. Sie sind nicht ganz so leicht, aber es wird auch damit gehen. Wenn Sie willens sind, dabei zu bleiben, werden wir Ihnen zeigen, wie Sie es machen können. Doch vorher unsere Antworten auf jene Einwände:

2. Sie wissen nicht, wie man es macht. Nun, wir sind schließlich hier, Sie zu unterweisen. Also ist dieser Einwand nicht gut genug. Wenn Sie dieses Buch sorgfältig lesen, werden Sie mehr Wissen über die Masturbation gesammelt haben, als Sie überhaupt für möglich hielten.

3. Kinderkram? Keineswegs. Masturbation wird von Erwachsenen zwischen zwanzig und neunzig praktiziert. Sie erfüllt unabweislich ein Bedürfnis. Es ist nichts Kindisches dabei, sich selbst Lust zu verschaffen.

4. Sie glauben, Sie könnten abhängig davon werden? In all unseren Untersuchungen ist uns nicht eine einzige gesunde,

psychisch nicht-gestörte Person begegnet, die von oder nach der Masturbation süchtig geworden wäre. Sollte dies einem Mann tatsächlich passieren, dann könnte er Hilfe suchen, um von dieser Sucht wegzukommen. Genau wie man sich auch von Drogenabhängigkeit freimachen kann oder von der Gier nach Zigaretten.

5. Sie brauchen es also nicht? Der Sex, den Sie haben, ist ausreichend und richtig. – Selbstbefriedigung ist nicht falsch. Sie ist genauso »richtig« wie Geschlechtsverkehr. Beides hat seinen eigenen Stellenwert.

6. Vielleicht sind Sie dann nicht mehr imstande, im Geschlechtsverkehr richtig zu funktionieren. – Es besteht gar keine Gefahr. Einige unserer fähigsten Versuchspersonen – Männer, die Meister darin sind, Partnerinnen zu befriedigen und sich selbst – berichten uns, daß sie regelmäßig masturbieren. Beide Praktiken können unbeschadet nebeneinander bestehen.

9. und 10. Zu mühselig, nicht genug Zeit. – Wenn Sie Tennis mögen, meiden Sie dann auch das Spiel? Weil Ihnen die Mühe zu groß ist, oder weil es zuviel Zeit beansprucht? Natürlich nicht. Nun, Sie werden feststellen, daß das Vergnügen, das Sie aus gekonnter Selbstbefriedigung ziehen, die erforderlichen Anstrengungen und die Zeit bei weitem aufwiegt.

11. Mein Partner will nicht, daß ich es tue. – Haben Sie ihr denn erzählt, was wir über die Vorteile dieser Praxis gesagt haben? Wenn sie dann noch immer nein sagt, werden Sie halt einen anderen Weg einschlagen müssen, um multi-orgasmisch zu werden. Doch wenn sie weiß, daß Sie dieses Buch gekauft haben und sie dem Kauf zugestimmt hat, dann wird sie schwerlich Einwände dagegen haben, wenn Sie unsere Lektionen befolgen.

12. Was sollen meine Freunde denken? – Wenn Sie mit Ihren Freunden über Ihre sexuellen Aktivitäten sprechen, werden diese sich wahrscheinlich winden, insbesondere dann, wenn Sie ihnen erzählen, daß Sie durch Masturbation gelernt haben,

multiple Orgasmen zu erleben. Wahrscheinlich machen sie sich sofort auf den Weg, um sich ein eigenes Exemplar dieses Buches zu kaufen.

1., 7. und 8. Wir haben nicht den Wunsch, jemanden in seinen religiösen Überzeugungen zu erschüttern. Vergewissern Sie sich jedoch, daß Sie nicht noch immer an Verboten aus Ihrer Kindheit festkleben und für Ihre Haltung lediglich eine religiöse Rechtfertigung suchen. Wenn Sie tatsächlich religiöse Einwände gegen die Masturbation haben, müssen Sie eben einen anderen Weg einschlagen.

Noch ein Wort zu der Möglichkeit, daß Masturbation »süchtig« machen könnte. Es lassen sich ganze Bände mit Beweisen dafür füllen, daß »unmäßige« Masturbation (die tatsächlich mit dem normalen Leben eines Mannes in Konflikt geraten könnte) mit bedrängenden emotionalen Problemen zusammenhängt. Wenn Sie ein normaler Mann mit normalen Interessen sind, ist die Wahrscheinlichkeit sehr gering, daß der Sex Suchtcharakter bekommt. – Gewiß aber können Sie lernen, ihn mehr zu schätzen und zu genießen.

## Gibt es Alternativen?

Sofern starke religiös bedingte Hemmungen gegenüber der Masturbation bestehen, gibt es noch andere Wege zu dem Ziel, multi-orgasmisch zu werden. Sie können damit fortfahren, Ihren PC-Muskel zu stärken und ihn anzuspannen, anstatt die Preßtechnik zu benutzen, um die Ejakulation aufzuhalten. Es wird nicht ganz so leicht sein – aber es läßt sich machen.

Als einen Ersatz für die Masturbation versuchen Sie folgendes: Wenn Sie Geschlechtsverkehr haben, sollten Sie Ihre Partnerin veranlassen, mit den Stoßbewegungen weiterzumachen, nachdem sie einen Orgasmus gehabt hat. Wenn Sie das Gefühl haben, daß Sie kurz vor der Ejakulation stehen und Sie es nicht wollen, dann sollte sie ihren PC-Muskel anspannen, genau so, wie Sie es mit Ihrem eigenen machen (vorausgesetzt, daß sie darüber Bescheid weiß, wie sie diesen so wichtigen Muskel kräftigen kann).

Auch nach einer Ejakulation sollte sie die Bewegungen weiter ausführen, denn es gibt keinen Grund dafür, den Geschlechtsverkehr zu beenden, nachdem Sie ejakuliert haben. Eine momentane Hypersensibilität des Penis nach dem Orgasmus gibt sich gewöhnlich nach wenigen Sekunden. Diese kurze Zeitspanne sollte nicht zum Abbrechen der Bewegungen führen. Kurze Pausen während des Koitus treten regelmäßig auf.

## Die Masturbationsmaschine

Wir haben sie vor kurzem erwähnt. Von einigen Herstellern wird sie »Selbststimulator« genannt. Wir verwenden sie, wenn wir einen behinderten oder älteren Klienten haben, der schon eine mit der Hand langsam ausgeführte Masturbation zu ermüdend findet. Solche Klienten sind gewöhnlich schneller erschöpft als gesunde oder jüngere Männer, und Ermüdung ist oftmals der Grund für eine verfrühte Ejakulation. Wenn ein Mann zu schnell erschöpft ist, gibt er den Geschlechtsverkehr oder die Masturbation vielleicht ganz auf und hat dann überhaupt keinen Orgasmus mehr.

Cliff, ein Klient, ist seit fünfzehn Jahren behindert. Die Ärzte hatten ihm mitgeteilt, daß er nie wieder eine Erektion haben würde und auch nicht ejakulieren könne.

»Sie haben mir auch gesagt, ich hätte nicht mehr lange zu leben«, meinte er schmunzelnd. »Doch ich habe beide Ärzte überlebt.« Als er zu uns kam, äußerte er den Wunsch, doch einmal festzustellen, ob sie sich nicht auch im Hinblick auf sein Geschlechtsleben geirrt hätten.

Wir schlossen ihn an die Masturbationsmaschine an, und er hatte nicht nur eine Erektion, er ejakulierte sogar. Wir wendeten die Maschine auch im weiteren Verlauf seiner Therapie an.

Und als diese schließlich abgeschlossen war, hatte er die Fähigkeit zurückgewonnen, seine Sexualität ohne äußere Hilfsmittel auszuleben.

Verständlicherweise erfüllte ihn das mit großer Genugtuung. »Ich habe wirklich nicht geglaubt, daß ich dazu imstande sein würde«, sagte er bei seinem letzten Besuch. »Ich brauche natürlich noch immer Hilfe. Es muß mich jemand in die richtige Stellung bringen, und die Bewegungen muß meine Partnerin machen. Doch mit ihrer Hilfe bekomme ich mein Glied hinein, und wir können guten Sex machen. Ich fühle mich überglücklich. Alles hat in meinem Leben nun neue Bedeutung bekommen. Ich bin stärker motiviert, Sachen zu machen, von denen ich geglaubt habe, daß ich daran niemals mehr Freude haben könnte. Ich habe auch die Körpertherapie wieder aufgenommen. Das Leben hat für mich wieder einen Sinn.«

Sollten Sie behindert sein, dann möchten Sie vielleicht eine dieser Maschinen kaufen. Sie finden den Namen des Herstellers im Anhang auf Seite 187.

Es gibt zahlreiche Arten von Stimulationsmaschinen. Doch die, die wir am nützlichsten finden, ist ein kleines, tragbares Modell. Sie hat einen Handgriff am Gehäuse und verfügt über Fassungen verschiedener Größe, die sich um das Glied schließen. Die Fassungen und andere Teile der Maschine passen gut in eine kleine Papiertüte, die Sie stets bei sich haben können. Unsere Klienten wählten gewöhnlich eine oder zwei Fassungen aus, deren Gebrauch sie ausprobieren wollten. Ein Kondom wird über den Penis gezogen, bevor er in eine der Fassungen eingeführt wird. Und dann wird entweder Vaseline oder ein spezielles Gleitmittel, das vom Hersteller verkauft wird, aufgetragen, um eine Überreizung zu verhindern.

Die Arbeitsweise dieses Gerätes ähnelt in vielem der einer Melkmaschine. Unsere Klienten verwenden sie alternierend auf zweifache Weise:

1. Die Fassung läßt sich so einstellen, daß sie sich am Schaft des Penis auf- und abbewegt.

2. Die Maschine läßt sich an der Wurzel des Gliedes anbringen, wo sie einen leichten Preßdruck erzeugt.

Einige Einschränkungen sind nötig. Stellen Sie die Maschine nicht auf allzu hohe Geschwindigkeit ein. Wenn Sie das tun, könnte sie eine Ejakulation ohne Orgasmus hervorbringen, so daß Ihre Eichel tatsächlich »gemolken« wird. Obwohl Ihnen dabei kein Schaden zugefügt wird, ist es doch gewiß nicht das, worum es Ihnen geht. Sie wollen doch imstande sein, einen Orgasmus ohne Ejakulation zu haben und nicht das Gegenteil.

Wenn Sie ein solches Gerät kaufen, stellen Sie die niedrigste Geschwindigkeit ein. Richten Sie es so ein, daß Ihre Erektion und Ihre Reaktionen sich ganz langsam aufbauen. Sie müssen trotzdem Ihren Penis berühren, wenn Sie die Preßtechnik benutzen wollen – oder Ihre Partnerin muß es für Sie tun. An diesem Punkt ist es vielleicht einfacher, wenn Sie die Fassung abziehen, so daß Sie Ihnen beim Pressen nicht im Wege ist. Auch ein Anspannen des PC-Muskels kann die Ejakulation zurückhalten.

Wenn Sie die Maschine auch dann noch weiterlaufen lassen wollen, während Sie Ihren PC-Muskel anspannen, müssen Sie sie unbedingt auf die niedrigste Geschwindigkeit einstellen, denn Sie wollen ja, daß sich ein Orgasmus, nicht aber eine Ejakulation einstellt.

Trotz Ihrer Einwände gegen Masturbation mit der Hand wehren sich viele Männer gegen die Maschinen, da sie sie »allzu mechanisch« finden. Wir müssen auch hier wieder gegen eine unvernünftige Reaktion angehen. Solche Menschen haben von der Sexualität oftmals die Vorstellung, daß sie eine Art magischer, mystischer Erfahrung sei, auch wenn sie sie selbst niemals so erlebt haben. Sie haben das Gefühl, eine Maschine zerstöre das Magische. Wenn wir auf solche Widerstände treffen, müssen wir uns mit dem Denkverhalten von Jahren herumschlagen, bevor wir den Unterricht weiterführen können.

Übrigens haben wir bereits erwähnt, daß die Preßtechnik von Männern angewendet werden kann, bei denen Hypospadie oder Epispadie festgestellt wurde, das heißt eine angeborene Mißbildung, bei der die Harnröhre statt an der Spitze der Eichel irgendwo an der ventralen Seite des Penis oder am Damm mündet. Sollte eine solche Mißbildung bestehen, können Sie überall am Penis unterhalb der Harnleiteröffnung in Richtung auf den Damm Druck ausüben.

Wir erwähnen das, da Sie, falls Sie die Maschine benutzen und sie weiterlaufen lassen wollen, kurz bevor Sie den Punkt der ejakulatorischen Unvermeidbarkeit erreichen, am unteren Ende pressen können, um eine Ejakulation zu vermeiden.

Erinnern Sie sich immer an den Rat, den wir vorhin gegeben haben: Seien Sie ausdauernd. Geben Sie nicht gleich auf, wenn Sie bei Ihren ersten Versuchen scheitern. Der Grund, daß Menschen gestellte Aufgaben auch erfolgreich zu Ende bringen ist der, daß sie es immer wieder versuchen, bis sie ihr Ziel erreicht haben.

Die Maschine können Sie weglassen, sobald Sie die Kunst des multiplen Orgasmus beherrschen. Sie hat dann ihren Zweck erfüllt.

## Was nennen Sie Masturbation?

Joan, die Frau eines Predigers und eine sehr hübsche Lady, war schockiert, als wir sie fragten, ob sie masturbiere. »Ich masturbiere niemals.« Es war überdeutlich, daß sie die bloße Verwendung dieses Wortes haßte. »Ich habe es niemals getan. Es verstößt gegen meine religiösen Grundsätze.«

Wir nahmen Rücksicht auf ihre heftige Reaktion und ließen sie die Geschichte ihres Sexuallebens weitererzählen.

Dann wollten wir von ihr wissen, wie sie einen Orgasmus erreiche, da sie uns ja bereits mitgeteilt hatte, daß sie während des Geschlechtsverkehrs mit ihrem Mann nicht zum Orgasmus kommen könne. Wir hatten Schwierigkeiten, eine ernste Miene aufzusetzen, als sie uns antwortete.

»Nun ja«, sagte sie sanft. »Ich benutze meinen Vibrator mehrmals die Woche. Gewöhnlich habe ich zwei- oder dreimal damit einen Orgasmus. Anders gelingt es mir nämlich nicht, einen Orgasmus zu haben.«

Anscheinend hatte das Wort »Masturbation« nur in eingeschränktem Sinne für sie Bedeutung, nämlich »Berührung der Genitalien mit den Händen«. Ihre Haltung dazu war klar, das würde sie niemals tun, weil es halt »sündhaft« war.

Bevor unsere männlichen Leser hier in herzhaftes Gelächter ausbrechen, möchten wir ihnen zu bedenken geben, daß uns dieselbe Antwort auch von Männern gegeben worden ist. Ein junger Klient – moslemischer Student aus dem mittleren Osten – war ängstlich erregt, weil seine Frau zu ihm zu Besuch kommen wollte. Die letzten beiden Male, als er sie in seiner Heimat besucht hatte, war er nicht imstande gewesen, zu einer Erektion zu kommen, und das beunruhigte ihn sehr.

Er erklärte uns, daß er wegen seiner religiösen Glaubensgrundsätze keinen außerehelichen Geschlechtsverkehr haben könne. Und das bedeutete, daß er sich von seiner gegenwärtigen Frau scheiden lassen und eine neue Frau heiraten mußte, sofern er eine andere Frau haben wollte. Diese derzeitige Frau, die zu Besuch kommen sollte, war seine vierte. Er versicherte uns, daß er niemals weder außerehelichen Verkehr gehabt habe, noch jemals masturbiert hätte.

Er brachte wiederholt seinen Widerstand gegen die Masturbation zum Ausdruck, als wir ihm erklärten, daß das eine gute Methode sei, sich während der langen Phase der Enthaltsamkeit, ohne greifbare Nähe seiner Frau, sexuell in Schwung zu halten. Wieder gab er uns die Versicherung, daß er nicht masturbieren könne und wolle. »Gibt es nicht irgend einen anderen Weg?« fragte er.

Er war entzückt, als wir ihm die Masturbationsmaschine zeigten. Wenn er sie benutzen könne, so sagte er uns, würde er sich nicht selbst durch Berührung seines Penis »beflecken«. In seinem Kulturkreis gilt die Hand, die das Glied hält, wenn ein

Mann uriniert (stets die linke Hand) als unrein und darf niemals gebraucht werden, um Nahrung zu berühren oder die Hand eines Freundes.

Er nahm die Maschine mit nach Hause und meldete bereits beim nächsten Besuch vollen Erfolg.

»Damit werde ich es schaffen«, kündigte er mit offensichtlicher Freude an. »Ich bekomme jetzt Erektionen. Ich bin Ihnen ja so dankbar.«

Etliche Monate später erhielten wir einen Anruf von ihm, in dem er berichtete, daß sich bei ihm alles zum Guten gewendet habe. Wir regten an, daß er sich eine eigene Maschine zulegen solle, und er stimmte uns zu. Er meinte, daß die Übungen der Beckenmuskulatur für ihn doch nicht ganz ausreichend seien, um sexuell in Kondition zu bleiben.

Ein anderer junger Mann, begeisterter Yoga-Anhänger, äußerte die gleichen Ängste vor »Befleckung« bei der Masturbation. Seine größte Befürchtung galt allerdings dem Samen, den er verlor, da er schließlich zweimal die Woche masturbiere. Sein Problem ließ sich durch die Masturbationsmaschine nicht lösen, da sie allein es nicht schaffte, den Samenfluß zu kontrollieren, sobald er ejakulierte.

Bei diesem jungen Mann, der große Besorgnis hegte wegen seiner »unmäßigen Masturbation« erwies sich alles als geeignet, solange er nicht die Technik beherrschte, die Ejakulation zurückzuhalten, sich jedoch gleichzeitig einen Orgasmus zu gönnen. Seine Furcht jedoch, sich wegen des ständigen Verlustes seiner Lebenskraft während der Masturbation »selbst zu schwächen«, behinderte ihn erheblich in seinem Lernprozeß.

Er akzeptierte weder unsere Versicherung, daß Masturbation ganz normal sei, noch unsere Feststellung, daß Ejakulation ihn nicht schwächen könne. Für ihn war der ganze Lernprozeß zur Erlangung voller Kontrolle über die Sexualfunktionen allzu überfrachtet mit seelischen Gefahren.

Unter Bedingungen wie diesen wird es für den einzelnen zu einem wichtigen Bedürfnis, an seinem eigenen Wertsystem festzuhalten. Was hätte es wohl diesem jungen Mann bedeutet, multi-orgasmische Fähigkeiten zu erlernen oder größere Kontrolle über seine Sexualvorgänge zu erlangen, wenn er sich danach nicht mehr in die Augen sehen konnte?

Vielleicht sollten auch Sie sich vergewissern, ob nicht das, was zu tun wir von Ihnen verlangen, irgendeine tief wurzelnde Grundüberzeugung verletzt, nach der sich Ihr ganzes Leben ausrichtet.

## Überwindung von Widerständen

Tony war überzeugt, daß er niemals masturbieren könne, obwohl wir ihm ausführlich erklärt hatten, daß Masturbation ein Weg sein könne, eine Erektion herbeizuführen. Das Problem bestand für ihn seit langem. Er war mit einer angeborenen Mißbildung an seinem Glied zur Welt gekommen. Seit dem Alter von sechs Jahren hatte er sich deswegen einer Reihe von Operationen unterziehen lassen.

Etliche Jahre, bevor er zu uns kam, war der letzte abschließende Eingriff vorgenommen worden. Man erklärte ihm, daß er niemals eine Erektion haben könne. Er suchte uns auf, weil ihm inzwischen Zweifel daran gekommen waren, ob sich die Ärzte nicht geirrt hätten. »Ich spüre Regungen in meinem Penis. Es ist nicht so, daß da alles vollständig taub und tot ist. Manchmal fühlt er sich voller als sonst an, obwohl ich tatsächlich keine Erektion gehabt habe. Ich kann mir nicht helfen, ich möchte es versuchen.«

Dennoch war er überzeugt, daß Masturbation nichts für ihn sei. Wir fragten ihn, ob er religiöse Einwände gegen diese Handlung habe. Das verneinte er. »Doch meine Mutter war dagegen. Sie sagte, ich würde große Schwierigkeiten bekommen, wenn ich das machte. Ich weiß, es ist blöd, aber sie hämmerte mir diese Vorstellung ein. Ich bin mir sicher, daß ich noch mehr Probleme haben werde, wenn ich anfangen würde, zu masturbieren. Aber nicht, weil ich religiös bin. Zur Hölle, ich bin schließlich Agnostiker. Doch ich höre schon jetzt, wie meine Mutter zu mir sagen wird, ich sei ein böser Junge. Ich weiß, es ist töricht, und ich tue es ja auch, wenn Sie darauf bestehen. Doch wenn es irgendeinen anderen Weg gibt, würde es mir weitaus weniger Probleme bereiten.«

Wir schlugen ihm die Arbeit mit einer Assistentin (»Surrogat«) vor. Lächelnd zitierte er: »Du darfst keinen Sex haben, bevor du verheiratet bist – vor allem aber, du mußt sie wirklich lieben.«

Als wir die Selbststimulationsmaschine vorschlugen, hellte sich sein Gesicht auf. Wir erklärten ihm, daß es mit der Maschine klappen würde, sofern er sich ganz entspannt ihr überlassen könne. Wir erzählten ihm auch, daß es zu einer Erektion kommen könne. Er würde, falls er die Maschine eine Zeitlang benutze, imstande sein, seine Möglichkeiten besser einzuschätzen. Er könne sich aber auch eine Prothese einsetzen lassen oder ein Penisimplantat.

»Nein«, meinte er sehr bestimmt, »keine Operation mehr. Dann bleibe ich lieber impotent.«

Seine erste Sitzung mit der Maschine fand im Labor statt. Wir schlugen ihm vor, das übliche Team von Frauen und Männern hinzuzuziehen, die mit ihm arbeiten und ihm Anleitungen geben würden, doch er wies das zurück. Er zog vor, es alleine zu probieren, wir sollten aber in der Nähe bleiben, um ihm zu helfen, falls ein Problem auftreten sollte.

Indessen brauchte er gar keine Hilfe. Als er seine Sitzung beendet hatte, kam er herein, um mit uns zu sprechen. Eine volle Erektion habe er nicht gehabt. »Aber ich habe eine Menge gefühlt. Auf jeden Fall ist da etwas, was dem Arzt entgangen sein muß.«

Wir forderten ihn auf, seine Erektion auf einer Skala mit der Einteilung von eins bis zehn zu bewerten. Doch er zögerte. »Es wird mir wohl kaum möglich sein, das zu beurteilen.« Aber immerhin meinte er schließlich, daß es so etwa eine Drei gewesen sei, und er kündigte an, daß er es ganz bestimmt wieder versuchen wolle.

Er kam dann zu etlichen weiteren Sitzungen ins Labor, und jedesmal waren die Resultate etwas besser als vorher. Zuletzt machten wir ihm den Vorschlag, daß er die tragbare Maschine mit nach Hause nehmen und allein weitermachen solle. Wir vereinbarten einen Termin mit ihm in sechs Wochen.

Er schien gelöster, als er wiederkam. »Ich habe jetzt Erektionen, die auf der Skala mindestens eine Sieben sind«, verkündete er triumphierend. Sehr zufrieden mit dem Ergebnis bestellten wir ihn zu einem neuen Termin.

Sechs Wochen später hatte er gelegentlich sogar eine volle Erektion, und nach wiederum sechs Wochen überraschte er uns mit der Neuigkeit: »Ich kann mich jetzt selbst erregen, bis ich eine Erektion habe.« Er war offensichtlich hoch befriedigt. »Und ich benutze die Maschine nicht immer. Mir war schließlich klargeworden, daß ich sie ja auch nicht benutzen könnte, wenn ich eine Partnerin haben wollte; die müßte doch denken, ich sei verrückt. Also faßte ich den Entschluß, daß ich Mutter ein für allemal vergessen müsse.« Er lachte. Wir fragten ihn, wie er denn darüber denke, was mit ihm passiert sei. Wieder lachte er. »Großartig. Wissen Sie, als Sie gar nicht den Versuch machten, mich zu etwas zu drängen, fing ich an, nachzudenken. Sie machten mir klar, wie wichtig Masturbation für mich sein könne, aber dennoch haben Sie mir geraten, mich ganz nach meinem Gefühl zu richten. Doch innerhalb dieser letzten Wochen ist mir aufgegangen, daß ich nicht mehr dasselbe empfinde wie früher. Ich konnte mich ohne Schuldgefühle selbst berühren. Also beschloß ich, daß es für mich wichtiger sei, von der Maschine loszukommen, als weiterhin Dinge zu befolgen, die meine Mutter mir von Kindheit an gepredigt hatte.«

Ganz offensichtlich in der Erinnerung an das, was er erlebt hatte, lächelte er wieder. »Wissen Sie, für mich ist es viel schwieriger, auch ohne die Maschine eine Erektion zu bekommen. Doch ich arbeite daran. Ich möchte wie ein ganz normaler

Mann sein – und normale Männer laufen nicht mit ihrer eigenen, kleinen privaten Erektionsmaschine herum, wenn sie zu Verabredungen mit Frauen gehen.«

Wir versuchten, ihn zu überzeugen, daß es Mädchen geben würde, die sicher keine Einwände gegen die Maschine hätten, wenn er ihnen erklärte, was für ein Gerät das sei und warum er es brauchte. Er stimmte uns zu. Doch sollte er feststellen, daß er sich ohne die Maschine zu lange abmühen müsse, bevor er eine Erektion bekäme, würde er sie auch weiterhin benutzen. Doch inzwischen wolle er sich so frei und unabhängig wie möglich von ihr machen.

Er war bereits imstande, eine Erektion aufrechtzuerhalten, nachdem ihn die Maschine dazu angeregt hatte und er mit seiner Hand weitermachte. »Ich kann mir vorstellen, daß man von einem Mädchen wohl kaum erwarten darf, daß es eine ganze Stunde damit verbringt, mir eine Erektion zu verschaffen. Doch wenn sie dazu bereit ist, mich zu erregen, nachdem ich eine Erektion bekommen habe, dann weiß ich, daß ich das bis zum Geschlechtsverkehr durchhalten kann.«

Tony kaufte sich eine eigene Maschine und berichtete, daß er jetzt in der Lage sei, sie so zu benutzen, wie er es gewollt hatte, das heißt als Starthilfe.

Wir haben die Masturbationsmaschine in unserem Labor nicht dazu verwendet, um Männer zu trainieren, multi-orgasmisch zu werden. Doch wir haben feststellen können, daß sie als Alternative zur manuellen Masturbation sehr wirkungsvoll ist. Aus diesem Grund sind wir zu der Schlußfolgerung gelangt, daß es keinen Grund gibt, warum sie nicht auch ein wirksames Hilfsmittel sein könnte, bei Männern die Fähigkeit zum multiplen Orgasmus zu entwickeln. Mit Sicherheit aber dient die Maschine zur Überwindung von Hemmungen, die viele Männer davon zurückhält, die erforderlichen Übungen zur Erzielung von Mehrfachorgasmen durchzuführen.

## *Und jetzt alle gemeinsam!*

Es gibt viele Frauen, die ihren Partnern aufrichtig helfen wollen, sexuell aktiver und leistungsfähiger zu werden. Sollten Sie einer jener glücklichen Männer sein, dessen Partnerin sich dafür einsetzt, dann schließen Sie sie von Ihren Übungen nicht aus.

Ein bereitwilliger, liebevoller Partner kann sehr hilfreich sein. Eine Frau kann die Preßtechnik genauso wirksam anwenden wie ein Mann, wenn er die Unbefangenheit besitzt, es sie tun zu lassen und sie dies auch selbst will.

Für einige Männer ist diese kooperative Arbeitsweise eine Alternative, die ihnen sehr entgegenkommt. Männer, die gewöhnlich starke Vorbehalte gegen die Masturbation haben, erheben gegen diese Form der manuellen Manipulation keine Einwände. Sie können dabei das Gefühl haben, daß dies »normalem« sexuellen Verhalten mehr entspricht, da das Berühren von einem anderen ausgeführt wird. Wir befürworten dies natürlich insbesondere dann, wenn diese Technik bei Ihnen gut funktioniert.

Zur Klarstellung allerdings lassen Sie uns wiederholen, was wir bereits früher gesagt haben. Das PC-Training, die Masturbationsübungen können beide ohne Partner ausgeführt werden. Es ist wichtig, daß alleinstehende Männer sich darüber klar sind. Ja, wir möchten sogar dazu raten, daß die speziell auf den Mann zugeschnittenen Übungen von ihm durchgeführt werden sollten, sofern er der Masturbation unbefangen gegenübersteht. Diese Übungen können leichter und schneller beherrscht werden, wenn man sich darauf ganz konzentriert.

Als erstes wollen wir uns jetzt den »Übungen ohne Aufforderungscharakter« zuwenden, die erstmals von Masters und Johnson eingeführt worden sind. Sie sind besonders dazu geeignet, Mann und Frau dazu anzuregen, sich miteinander wohlzufühlen und eine entspannte Atmosphäre zu schaffen. Solche speziellen Übungen werden beschrieben und durch Abbildungen verdeutlicht in dem Buch von Masters und Johnson »Human Sexual Inadequacy« und in einer Publikation von Hartman und Fithian »Treatment of Sexual Dysfunction«. Das erste ist in fast allen Buchläden erhältlich, das andere kann bestellt werden über die Adresse, die wir auf Seite 187 angegeben haben.

## Streicheln

Entspannung ist die beste Voraussetzung für jede Art von Lernprozeß. Sie ist noch wichtiger, wenn Ihr Vorhaben darin besteht, multi-orgasmisch zu werden. Die Übungen, die wir im folgenden vorstellen werden, sind für Sie beide überaus entspannend. Jeder berührt den Körper des anderen mit geschlossenen Augen und gibt ihm durch Berührung Zeichen der Zuneigung. Dabei sollte nicht gesprochen werden. Sprechen ist eine Verstandestätigkeit; Sie aber sollen durch Ihre Körper kommunizieren, nicht durch Ihre Stimmen.

Wir schlagen folgenden Ablauf vor:

1. Beginnen Sie mit einem »Aufwärmen«. Benutzen Sie Ihre Finger. Berühren und streicheln Sie nur ganz leicht den Körper Ihres Partners überall. Tauschen Sie hin und wieder die Rollen, so daß niemand von Ihnen zu schnell ermüdet.
2. Beginnen Sie mit der hinteren Körperhälfte und vergewissern Sie sich, daß Sie jeden Zentimeter Haut berührt haben, bevor Ihr Partner sich umwendet.
3. Sobald Sie mit zärtlichem Streicheln der Vorderseite des Körpers begonnen haben, beschränken Sie sich nicht allein auf

die Genitalien. Denn gerade jetzt, in diesem Augenblick, wollen Sie ja einzig das Vergnügen miteinander teilen, berührt zu werden und zu berühren.

4. Machen Sie damit mindestens zwei Stunden weiter. Auf diese Weise wird jeder Partner mindestens eine volle Stunde liebkost. Wenn Ihnen dies als sehr lange Zeit erscheint, bedenken Sie doch, wie lange es her ist, seit Ihnen von irgend jemandem so viel Lust zuteil geworden ist. Vielleicht haben Sie es noch nie erlebt. Uns allen gefällt es, gestreichelt zu werden. Wir möchten sichergehen, daß Sie diese Phase so lange ausdehnen, bis Sie beide das Gefühl haben, vertraut miteinander zu sein.

Nach zwei Stunden zärtlichen Streichelns sollten Sie bereit sein, den nächsten Schritt zu tun.

## Lust erregen ohne Forderung

Einer von Ihnen wird nun dem anderen zehn oder fünfzehn Minuten lang das bieten, was wir »Lust ohne Forderung« nennen. Am Ende dieser Spanne tauschen Sie wieder die Rollen. Wenn Sie beide Spaß daran hatten, wiederholen Sie das Ganze noch einmal. Und wenn Sie wollen, noch einmal. Diese Folge von Streicheln und Lusterregen sollten Sie zwei- oder dreimal wöchentlich wiederholen. Benutzen Sie das Ganze als Vorspiel – oder machen Sie etwas daraus, das Sie nur um der Lust willen tun, die Sie beide dabei empfinden. Wozu Sie sich auch entschließen mögen, lassen Sie aber niemals daraus eine eingefahrene Gewohnheit werden. Das Streicheln des Körpers und das nichtfordernde wechselseitige Erregen sollten nicht ausschließlich als Vorspiel angesehen werden. Wenn es dazu wird, könnte der eine oder andere von Ihnen es als allzu drängend empfinden und dann zögern, damit weiterzumachen.

Wir wollen damit sagen, daß Sie sich vorher über Ihre Absichten im klaren sein sollten. Wollen sie multi-orgasmisch werden, dann sagen Sie es gleich zu Beginn; suchen Sie lediglich nach einer guten »Eröffnung« für Ihr Liebesspiel, dann geben Sie Ihrem Partner auch die Gelegenheit, einmal nein zu sagen. Beginnen Sie nicht mit dem, was eigentlich ein Liebkosen des Körpers oder nichtforderndes wechselseitiges Erregen sein sollte und beschuldigen dann Ihre Partnerin, Sie nur »angemacht« zu haben, wenn sie einfach aufhören will, ohne Geschlechtsverkehr zu haben. Das ist nicht fair.

Die beste Stellung, die Sie und Ihre Partnerin wählen sollten, wenn Sie erregt werden wollen, ist folgende:

1. Ihre Partnerin sollte mit dem Rücken zum Kopfende im Bett sitzen. Um es bequemer zu haben, kann sie sich ein Kissen in den Rücken schieben. Ihre Beine sollten gespreizt sein, und zwar gerade so weit, wie es für sie bequem ist.
2. Sie liegen auf dem Rücken. Ihre Beine sind etwa in Höhe ihrer Schenkel über ihre Beine gelegt, wobei Ihr Becken sich dort befinden sollte, wo ihr Schoß wäre, hielte sie ihre Beine geschlossen.
3. Schließen Sie die Augen, und entspannen Sie sich.
4. Jetzt sollte Ihre Partnerin die Innenseite Ihrer Schenkel streicheln und dann hinauf zum Hodensack. Dann die einzelnen Hoden und den Penis bis ganz hinauf zum Bauchnabel.
5. Nach diesem sanften Streicheln Ihres Unterleibs sollte sie wieder bei Ihren Knien anfangen und das Ganze wiederholen.
6. Sollten Sie das Gefühl haben, daß Sie der Ejakulation immer näher kommen, fordern Sie Ihre Partnerin auf, zu pressen (Sie werden sich erinnern, daß dabei gewöhnlich der Daumen und die beiden Finger einander gegenüberliegen, und zwar am unteren Ende der Eichel Ihres Gliedes; sie sollte so stark wie möglich zudrücken, ohne Ihnen wehzutun). Der Drang, zu ejakulieren, wird dadurch abgewendet. Während sie dies tut, können Sie auch Ihre Beckenmuskulatur anspannen. Dadurch können Sie die Ejakulation auch selbst aufhalten.

7. Nach fünfzehn oder zwanzig Sekunden starken Pressens kann Ihre Partnerin das Liebkosen wieder aufnehmen und es so lange fortsetzen, bis Sie wieder den Drang verspüren, zu ejakulieren.

8. Das Ziel besteht für Sie dabei darin, daß Sie fünfzehn oder zwanzig Minuten lang bei guter Erektion durchhalten,

Liebesspiel ohne Forderung

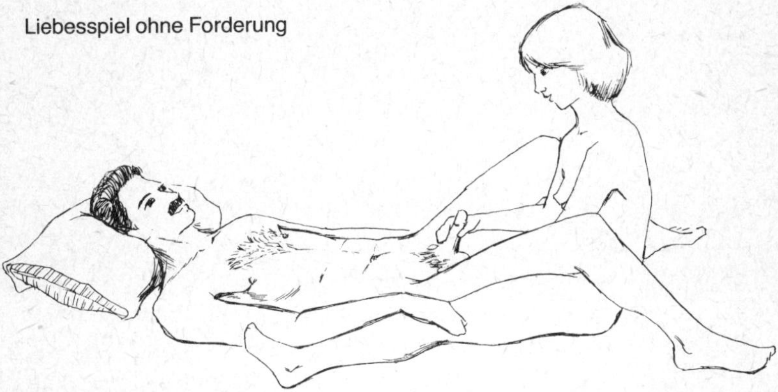

ohne daß Sie pressen müssen und ohne daß Sie eine Ejakulation haben. Eine mehrfache Wiederholung dieser Übungen könnte notwendig werden, bevor Sie dies schaffen.

9. Sobald Sie diese Zeitspanne aushalten, ohne das Bedürfnis nach einer Ejakulation zu verspüren, machen Sie den Versuch, näher an einen Orgasmus heranzukommen als früher (nämlich als Sie es zum erstenmal mit der Preßtechnik versucht haben), und zwar genau so, wie wir es im achten Kapitel beschrieben haben. Ihr Ziel besteht darin, einen Orgasmus ohne Ejakulation zu erleben.

10. Arbeiten Sie darauf hin, dem Punkt der »ejakulatorischen Unvermeidbarkeit« näher und näher zu kommen, bis Sie tatsächlich darüber »hinweg« sind, wobei Sie durch Pressen die Ejakulation zurückhalten und einen »trockenen Orgasmus« erleben.

11. Geben Sie nicht auf. Geben Sie Ihrer Partnerin zu verstehen, wie dankbar Sie ihr für ihre Anstrengungen sind. Zweifellos wird auch sie etwas davon haben, wenn Sie Ihr Ziel erreichen; aber denken Sie auch daran, daß sie sich vielleicht nur deswegen damit abgibt, weil Sie nicht dazu bereit waren, sich selbst zu berühren.

## Zusammenarbeit

Wenn ein Mann masturbiert und die Preßtechnik verwendet, weiß er viel genauer, wann er drücken muß, weil er ja die Veränderung seiner Körperempfindungen erlebt. Wenn Sie Ihre Partnerin dazu auffordern, das Pressen zu übernehmen, müssen Sie ihr rechtzeitig Bescheid geben, wenn es nötig wird. Ihre Fingerhaltung ist genau umgekehrt wie bei Ihnen selbst, wenn sie es tut. Ihr Daumen liegt auf dem Vorhautbändchen (Unterseite des Gliedes, unterhalb der Eichel) und ihr Zeige- und Mittelfinger nebeneinander auf der zirkulären Wulst an der Basis der Eichel. Im Falle von Hypospadias kann sie bei gleicher Fingerstellung etwas unterhalb der Ureteröffnung zum Ende des Schafts hin ansetzen.

Da wir wissen, daß es in den höchsten Momenten stets schwierig ist, sich mitzuteilen, sollten wir einiges klarstellen.

1. Die Männer glauben gewöhnlich, sie wüßten ganz genau, wann die »ejakulatorische Unvermeidbarkeit« eintritt. Doch in Wirklichkeit sind sie ziemlich ahnungslos. Sollten Sie das Gefühl bekommen, daß Ihre Partnerin den falschen Augenblick gewählt hat, dann überlegen Sie sich, ob Sie ihr auch immer deutliche Anhaltspunkte gegeben haben. Haben Sie Geduld. Schließlich versuchen Sie alle beide, Ihr Bestes zu geben. Was immer Sie auch tun, werden Sie auf gar keinen Fall wütend, falls sie den richtigen Augenblick verpaßt und Sie doch ejakulieren.

2. Sollte dies passieren, atmen Sie tief durch und fangen Sie von vorne an. Doch versuchen Sie es diesmal mit einer anderen Technik. Sie werden sie aus einem früheren Kapitel wiedererkennen. Sobald Sie eine Erektion kommen fühlen, sollten Sie kräftig drücken und den Druck über die erforderlichen fünfzehn bis zwanzig Sekunden aufrechterhalten. Dann sollte Ihre Partnerin das Streicheln wieder aufnehmen und damit fortfahren, wobei sie schrittweise die Abstände zwischen dem erneuten Zudrücken verlängern kann, bis Sie wieder imstande sind, fünfzehn Minuten ohne Ejakulation durchzuhalten.

3. Jetzt versuchen Sie, die Pausen zwischen dem Zusammendrücken auszudehnen. Sie versuchen jetzt beide, dahin zu gelangen, daß Sie und Ihre Partnerin die Veränderungen wahrnehmen können, die sich einstellen, wenn Sie den Punkt der ejakulatorischen Unvermeidbarkeit erreichen. Wenn Sie erst einmal an diesem Ziel angelangt sind, sind Sie dem Zeitpunkt schon sehr nahe, wo Sie das Ejakulat zurückhalten können, indem Sie Druck anwenden (entweder Sie selbst mit Ihrer Beckenmuskulatur oder Ihre Partnerin mit ihren Fingern) und dennoch das Erlebnis eines Orgasmus dabei haben.

4. Wenn Sie Ihr Übungsprogramm erfüllt haben, können Sie Geschlechtsverkehr miteinander haben, oder aber Sie lassen Ihre Erektion einfach abklingen.

5. Führen Sie sich stets vor Augen: Eine Erektion ist bei dieser Übung zwar wünschenswert, aber nicht notwendig.

6. Wenn Sie dahin gelangen wollen, die gesamte Fünfzehn- bis Zwanzig-Minuten-Periode zu durchlaufen, ohne überhaupt noch pressen zu müssen, dann nimmt das einige Zeit in Anspruch, was allerdings auch wichtig ist. Multiple Orgasmen brauchen Zeit, bis sie sich einstellen. Haben Sie mit sich und Ihrer Partnerin Geduld.

Haben Sie erst einmal gelernt, multiple Orgasmen zu erleben, werden Sie feststellen, daß Ihre Orgasmen bereits kurz nach Beginn der Reizung einsetzen, was aber ganz in Ordnung ist.

Sie werden über längere Zeit anhalten, und bestimmt haben Sie mehr als einen Orgasmus.

Hier noch ein paar zusätzliche Ratschläge.

1. Beginnen Sie nicht gleich mit allem auf einmal. Fangen Sie damit an, Ihre PC-Muskeln zu kräftigen. Sind diese erst in guter Verfassung, beginnen Sie zu lernen, wie Sie die Ejakulation aufhalten. Keine Sorge, falls Sie hin und wieder versagen.
2. Vergessen Sie niemals, daß Sex Spaß machen soll. Auch dann nicht, wenn Sie neue Fähigkeiten erlernen sollen. Nehmen Sie die Dinge leicht. Seien Sie nicht gleich frustriert, wenn Ihnen zeitweise gar nichts gelingt. Setzen Sie sich immer nur ein Ziel, und gehen Sie erst dann zum nächsten über, sobald Sie das erste erreicht haben.
3. Wenn es Ihnen gelingt, die Ejakulation beinahe jederzeit zurückzuhalten, können Sie den nächsten Schritt angehen. Doch setzen Sie sich nie eine zeitliche Grenze. Ob Sie eine Woche oder ein Jahr brauchen, macht gar nichts aus. Wenn Ihnen die Sache keinen Spaß mehr macht, werden Sie bald aufgeben wollen.

Ziehen Sie auch die Möglichkeit in Betracht, daß Sie irgendwann keine Lust mehr haben, sich anzustrengen, um multiorgasmisch zu werden. Wir haben nie behauptet, daß der Weg dahin leicht sei. Doch schon bei den Übungen, allein oder mit Ihrer Partnerin, werden Sie einige Abwechslung in Ihr Geschlechtsleben gebracht haben.

## Eine Erektion zu bekommen und zu behalten

Sollten Sie Schwierigkeiten gehabt haben, Erektionen zu bekommen, dann wird Ihr erstes Ziel verständlicherweise darin bestehen, sie in erforderlichem Maße zu entwickeln. Vielleicht wissen Sie selbst, worin Ihr Problem bestanden hat. Sollte es physiologisch bedingt sein, dann wäre es gut möglich, daß auch noch so viele Übungen Ihnen nicht helfen können. Erinnern Sie sich jedoch, daß dies Sie nicht davon abhalten sollte, den multiplen Orgasmus zu erlernen.

Worin der Grund der Impotenz auch immer liegen mag, Sie werden keine Schmerzen haben bei dem Versuch, eine Erektion zu haben, solange Sie Ihr Vorhaben maßvoll angehen. Führen Sie die Stimulationsübungen regelmäßig durch. Über drei Wochen jeweils zwei- oder dreimal wöchentlich. Vorausgesetzt, Sie erreichen jemals überhaupt eine Erektion, dann müßten sich in der Zwischenzeit auch gewisse Anzeichen dafür einstellen. Vielleicht erzielen Sie nicht mehr als zwei oder drei Punkte auf einer Zehnerskala, doch die Tatsache als solche zeigt, daß Sie zumindest die Fähigkeit dazu haben.

Gewöhnlich sind sechs Wochen Training nach der eingangs in diesem Kapitel beschriebenen Methode in Verbindung mit mindestens fünfzig Übungen der Beckenmuskulatur täglich völlig ausreichend, bei einem Mann Erektionen hervorzurufen. Zunächst wird er eine größere genitale Sensibilität spüren, die von Woche zu Woche zunehmen wird, bis er schließlich eine mindestens fünfzigprozentige Erektion während der körperlichen Erregungsphasen entwickeln kann. Das ist völlig ausreichend, um eindringen zu können. Man kann den Penis auch ohne die Spur einer Erektion in eine Vagina einführen.

Wenn Sie niemals Schwierigkeiten dabei hatten, eine Erektion zu bekommen, dann können Sie damit beginnen, Ihre »ejakulatorische Reaktion« zu verzögern. Im Verlauf unserer Arbeit an über eintausend Fällen haben wir bestätigt gefunden, daß ein Mann, sofern er gelernt hat, bei der Masturbation oder beim Erregtwerden fünfzehn bis zwanzig Minuten die Kontrolle über sich zu behalten, durchaus imstande ist, während des Geschlechtsaktes eine beliebig lange Zeit durchzustehen. Diese Spanne scheint die kritische Schwelle zu sein. Sobald Sie sie erst einmal überschritten haben, darf man von Erfolg sprechen.

Es klingt allerdings einfacher, als es tatsächlich der Fall ist.

Sie müssen üben, üben, üben, einige Anstrengung aufbieten und geduldig sein. Denken Sie immer daran, daß auch andere durch fleißiges Üben zum Erfolg gelangt sind. Es reicht nicht aus, wenn Sie rein verstandesmäßig erfassen, was da vermutlich vor sich geht, Sie müssen es selbst erfahren.

Zugleich müssen Sie fest daran glauben, daß Sie es schaffen werden. Sie dürfen niemals in Frage stellen, ob Sie Ihr Ziel erreichen werden oder können. Stellen Sie alle Zweifel zurück; je positiver Ihre Einstellung ist, desto sicherer ist Ihr Erfolg.

Ob es Ihnen nun leicht- oder schwerfällt, Erektionen zu produzieren, Sie werden uns wahrscheinlich darin zustimmen, daß es eine ganz andere Sache ist, sie auch zu halten. Männer werden häufig von der Sorge befallen, ob sie eine Erektion lange genug behalten können und das Glied kräftig genug ist, um zufriedenstellend funktionieren zu können. Solche Fragen können die Konzentration des Mannes auf das Lustgefühl stören und unterbrechen. Jede einzelne davon ist ausreichend, von Erregungsgefühlen abzulenken. Wenn Sie Ihre Erektion erhalten wollen, dann lernen Sie, Ihre Aufmerksamkeit ganz auf die Freuden des Zusammenseins zu richten. Lernen Sie, selbstsüchtig zu sein, sich die Lust zu gönnen und zu nehmen, die Sie selbst ja auch geben. Wenn Sie das nicht tun, könnten Sie irgendwann herausfinden, daß Sie wenig zu geben haben. Wenn nämlich Ihr Verstand immer wieder einsetzt, werden Sie wohl kaum eine Partnerin zufriedenstellen können.

Seien Sie ganz bei der Sache, wenn Sie Sex wollen und haben. Empfinden Sie Spaß an allem, was mit Ihnen geschieht. Das ist die beste Grundlage beim Einüben der verschiedenen Techniken, mit denen Sie Ihre Erektion ausdehnen können.

## Noch einiges zur Erinnerung

Gelegentlich wird vielleicht eine retrograde Ejakulation eintreten (der Samen geht in die Blase und wird beim Urinieren ausgeschieden), während Sie die Preßtechnik anwenden. Das kann passieren. Vielleicht widerfährt es Ihnen während des Spiels »Lust ohne Forderung«. Wie nach jeder Ejakulation ist das Ergebnis ein leichtes Nachlassen Ihrer Erektion. Machen Sie sich darüber keine Gedanken. Fahren Sie auf jeden Fall mit dem Spiel fort.

Etwas anderes könnte Männern Sorgen machen, ihnen einen Schrecken einjagen, sollte es einmal passieren.

Es ist nicht ungewöhnlich, daß während des Geschlechtsverkehrs eine winzige Kapillare im Penis platzt, manchmal gerade dann, während eine Ejakulation erfolgt. Natürlich ist während des Geschlechtsverkehrs das Glied innerhalb der Vagina, so daß es nicht bemerkt wird, zumal es sich ja um keine starke Blutung handelt. Doch während Sie sich mit einer Partnerin vergnügen, könnte es passieren, daß Sie sozusagen »im Freien« ejakulieren und mit Schrecken diese geringe Menge Blut bemerken. Wenn dies nur einmal geschieht und dann nicht wieder, brauchen Sie sich keine Sorgen zu machen. Wenn sich allerdings regelmäßig Blut in Ihrem Ejakulat findet, sollten Sie doch einen Arzt aufsuchen.

Aber auch dann sollten Sie nicht gleich zu voreiligen Schlußfolgerungen gelangen. Vielleicht haben Sie sehr empfindliche Kapillaren, was Ihren Arzt vielleicht dazu veranlassen könnte, Ihnen von multiplen Orgasmen oder länger anhaltenden Lusterregungs-Versuchen abzuraten. An solche Empfehlung sollten Sie sich halten, wenn auch die eben erwähnte Disposition sehr selten ist.

## Gleichgewicht im Spaß

Wenn Sie Ihre Partnerin darum bitten, Ihnen bei Ihren Übungen beizustehen, dann sollten Sie auch ihr ein Bedürfnis nach Lust zuerkennen. Wir werden Ihnen jetzt einige Empfehlungen geben, womit das Maß an Vergnügen gleichmäßig auf Sie und Ihre Partnerin verteilt werden kann. Masters und Johnson schlagen dazu eine bestimmte Stellung vor; wir haben noch eine weitere entdeckt, die sich als sehr geeignet erwiesen hat. Sie können diejenige auswählen, die Ihrer Partnerin und Ihnen am meisten zusagt.

## Die Masters-Johnson-Stellung

1. Der Mann sitzt mit dem Rücken zum Kopfende des Bettes oder lehnt sich gegen die Wand, wobei seine Beine weit gespreizt sind.
2. Die Frau sitzt mit dem Rücken zu ihm ganz dicht an seinem Körper, wobei Ihre Beine über seine gelegt sind und die Fußknöchel gekreuzt werden.
3. In dieser Stellung greift der Mann an seiner Partnerin vorbei und streichelt sie ganz zart von den Brüsten abwärts bis zu ihrer Vagina, ohne weitergehende Forderungen an sie zu richten.
4. Wie bei der sexuellen forderungsfreien Stimulation des Mannes sollte auch hier nicht der Anspruch gestellt werden, daß dem Streicheln der Geschlechtsverkehr folgt, außer wenn beide es wollen.

## Zärtliches Streicheln der Vagina

Die gelungenste Technik hierfür entwickelten wir vor einigen Jahren, nachdem wir festgestellt hatten, daß viele unserer Klienten Schwierigkeiten mit der Rücken-zu-Brust-Postion hatten. Die von uns erarbeitete Stellung scheint besonders geeignet, die Frau dabei zu unterstützen, während des Liebesaktes zum Orgasmus zu kommen. Das sieht folgendermaßen aus:

Zärtliches Berühren der Vagina

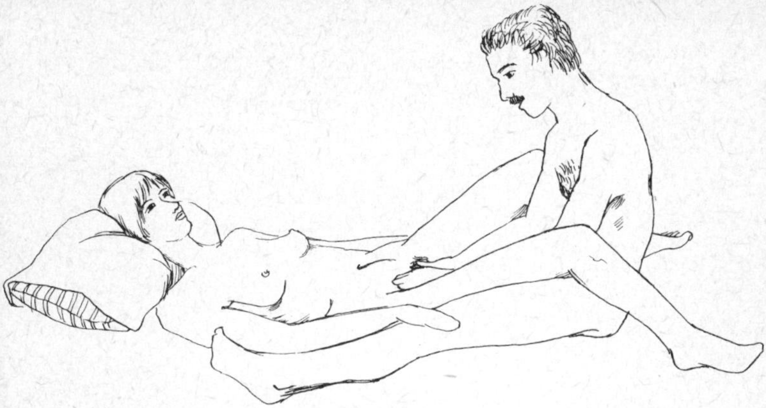

1. Der Mann sitzt, wie vorhin beschrieben, gegen die Wand oder das Kopfende gelehnt.

2. Die Frau liegt auf dem Rücken; ihr Geschlechtsteil ist dem des Mannes sehr nahe, und ihre Beine sind über seine Beine gelegt.

3. Der Mann streichelt dann den Körper der Frau und richtet sein Hauptaugenmerk auf Schamhügel und Klitoris, doch er berührt sie nicht nur dort. Er streichelt ihren Bauch und dann abwärts bis zu den Knien.

4. Der Mann kann ein Gleitmittel auf seinen Zeigefinger auftragen und diesen dann in die Scheide einführen, wobei die Innenseite des Fingers nach oben zeigen sollte und dieser dicht unterhalb der Klitoris gestreckt bleiben sollte. Er sollte nun seinen Finger sehr langsam, aber doch fest, hinein- und hinausbewegen. Dann sollte er ganz leicht und sanft sämtliche Innenwände der Scheide mit der Innenseite der Fingerspitze berühren und darauf achten, an welcher Stelle seine Partnerin die Berührung am meisten genießt. Seine Fingernägel sollten kurz geschnitten, sauber und glatt gefeilt sein.

5. Die Frau sollte ihrem Partner mitteilen, ob sie eine festere oder sanftere Berührung innerhalb ihrer Vagina wünscht. Viele

Frauen müssen erst noch lernen, die unterschiedliche vaginale Reizung intensiv zu fühlen, da sie ein Streicheln dieser Art vorher noch nie erlebt haben.

6. Stellen Sie sich vor, daß Sie (der Mann) einer »vaginalen Uhr« zugewandt sitzen, dann können Sie sich die Klitoris ihrer Partnerin als einen Zeiger vorstellen, der auf zwölf Uhr steht. Mehrere Zentimeter von diesem Punkt befindet sich im Inneren der Grafenbergsche Punkt (G-Punkt; siehe Seite 131). Einige Frauen finden diese Region ganz besonders erregend und lustvoll bei der Berührung. Anderen wiederum ist die Stimulation dieser Zone unangenehm.

7. Wir haben herausgefunden, daß bei sehr vielen Frauen diejenigen Stellen, die man mit »vier« und »acht Uhr« an dem unteren rechten und linken Rand der Vagina bezeichnen kann, sehr empfindlich sind und dort die Reizung am lustvollsten sein kann. An beiden Stellen laufen Nervenenden zusammen, die durch Stimulation bei vielen Frauen zu intensiven sexuellen Reaktionen führen. Sollte Ihre Partnerin beim ersten zärtlichen Streichelversuch gar nicht oder nur schwach reagieren, dann seien Sie nicht enttäuscht. Viele Frauen halten ihre Vagina für sexuell »neutral«, da sie nicht wissen, daß Stimulation entsprechende Reaktionen hervorrufen kann.

Wie bereits erwähnt, dienen diese Übungen dazu, um Frauen mit Orgasmusschwierigkeiten zu helfen, während des Geschlechtsverkehrs zum Orgasmus zu gelangen. Das ist übrigens auch das Ziel der sogenannten nicht-fordernden Berührung. Selbst wenn Ihre Partnerin regelmäßig Orgasmen hat, wird sie gegen häufigeres zärtliches Streicheln nichts einzuwenden haben.

Welche Methode Sie auch anwenden mögen, an eines muß immer wieder erinnert werden. Sie tun dies zum Ausgleich für die Lust, die sie Ihnen während Ihrer Übungszeiten hat zuteil werden lassen. Wechseln Sie die Rollen, bereiten Sie sich abwechselnd Vergnügen (etwa fünfzehn Minuten). Wiederholen

Sie diese lustvollen Spiele beliebig und vergessen Sie nicht, daß alles Sexuelle lustvoll und vergnüglich sein sollte.

Sobald ein Paar erkennt, daß ein multipler Orgasmus beim Mann möglich ist, scheinen beide dies bei ihren Übungen in

Vaginale Uhr

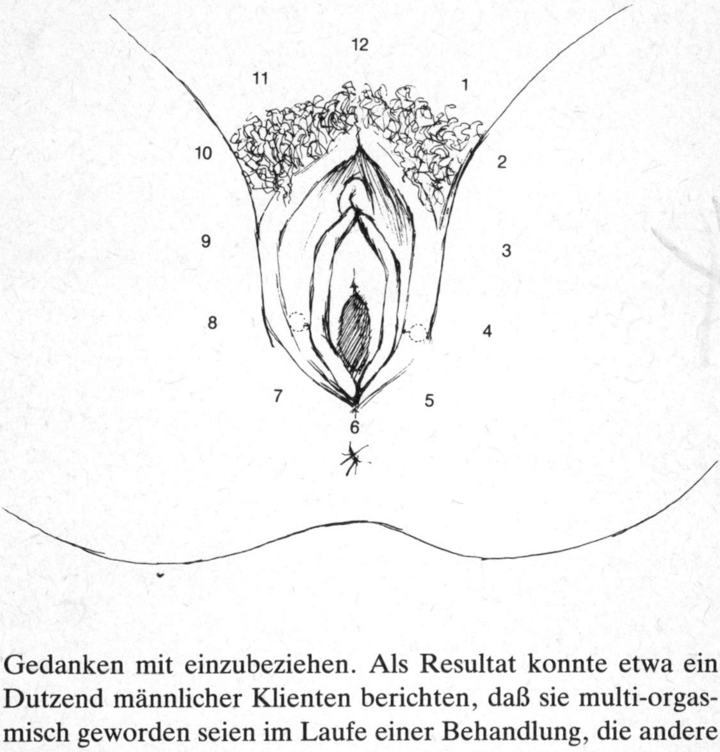


Gedanken mit einzubeziehen. Als Resultat konnte etwa ein Dutzend männlicher Klienten berichten, daß sie multi-orgasmisch geworden seien im Laufe einer Behandlung, die andere sexuelle Störungen beheben sollte. Alle brachten ihre Freude über ihre verbesserten sexuellen Reaktionen und ihre erweiterten Fähigkeiten beim Liebesakt zum Ausdruck.

Tom ist dafür ein Beispiel. Er war sechsundzwanzig Jahre alt, als er zu uns kam. Seine Frau war dreiundzwanzig. Wegen Sallys dauernder Frustration suchten sie unsere Hilfe.

»Während des Geschlechtsverkehrs schafft es Tom niemals länger als dreißig Sekunden«, erklärte sie. »Ich liebe ihn sehr, aber ich weiß auch, daß es mich langsam mürbe macht.«

Tom stimmte zu. Er befürchtete, daß sie genug bekommen und ihn verlassen würde, wenn es ihm nicht gelang, sich zu ändern. Sie waren beide ratlos.

Ein zweites Problem hatte dafür gesorgt, daß sie ihren Besuch bei uns immer wieder aufschoben. Sie waren frisch verheiratet, und die Kosten einer Therapie schienen ihnen astronomisch hoch. Sie wollten sich nach dem ersten Gesprächstermin noch nicht festlegen, doch wenige Tage später kamen sie wieder und machten einen Termin für die erste Sitzung aus.

»Uns ist klargeworden, daß dies hier eine Sache ist, die einfach unser ganzes gemeinsames Leben beeinträchtigen wird. Nichts ist wichtiger, ganz gleich, was es kosten mag.« Sie waren sogar bereit, den Kauf eines neuen Autos und eines Hauses aufzuschieben, um ihr Geschlechtsleben endlich in Ordnung zu bringen.

Tom war auch einer unserer Klienten, der im Laufe der Behandlung, und vor allem durch Erlernen der Preßtechnik, herausfand, daß er die Fähigkeit zu multiplen Orgasmen hatte. Am Ende seiner Behandlung schaffte er es dreißig Minuten lang, ohne eine Ejakulation zu haben. Innerhalb dieses Zeitraumes hatte er zahlreiche trockene Orgasmen. Auch seine Frau hatte jetzt zum erstenmal während des Geschlechtsverkehrs einen Orgasmus.

Wir baten dieses junge Paar, den Erfolg seiner Behandlung auf einer Skala von null bis hundert zu bewerten. Sie einigten sich beide auf hundertfünfzig Punkte. »Wir haben so viel mehr bekommen, als wir erwartet hatten«, erklärten sie, »und wir fühlen uns einander viel näher als vorher.«

Sie brachten Gefühle zum Ausdruck, die auszudrücken andere Klienten Schwierigkeiten hatten. Sam zum Beispiel erwähnte seine neu erworbene Fähigkeit lediglich beiläufig in einem Bericht über den Erfolg des von uns für ihn täglich festgelegten Übungsprogramms. Nachdem er seine tägliche Trainingsleistung eingeschätzt und die übrigen Teile des Berichts abgefaßt hatte, meinte er beiläufig: »Oh, übrigens, heute hatte ich multiple Orgasmen.« Er war etwas wortkarg, und das war die längste zusammenhängende spontane Mitteilung, die er uns während des gesamten Trainingsprogramms machte.

## *Die Belohnungen sind großartig*

Warum möchte wohl ein Mann lernen, ein besserer Liebhaber zu werden? Aus welchem Grunde ist eine Frau bereit zu akzeptieren, was er jetzt tut? Warum strengt er sich an, sich zu ändern? Warum ist es so wichtig, dem anderen mehr Fürsorge und Aufmerksamkeit zu widmen?

Sich mehr um den anderen kümmern heißt, auch mehr miteinander zu teilen. Es bedeutet, auf Gefühle und Bedürfnisse des Partners Rücksicht zu nehmen und zugleich zu erkennen, daß eigene Lust und Erregung auch Quelle der Freude für einen anderen sein können. Die Belohnung dafür ist größeres persönliches Glück. Ohne Belohnung würden sich weniger Männer die Mühe machen, sich zu ändern.

Worin besteht nun diese Belohnung?

Sie läßt ein größeres Maß an persönlicher Freude empfinden. Sex ist ja nicht nur etwas Physisches, auch Gefühle sind beteiligt. Freude an der Sexualität stellt sich dann ein, wenn Sie die Kontrolle über sich vergessen und sich ganz Ihren Empfindungen überlassen. Sie teilen miteinander ein Gefühl von Wärme und gegenseitiger Wertschätzung. Sie sind bereit, Liebe zu geben, und Sie empfangen Liebe.

Sie sollten sich allerdings auch über Ihre Wertbegriffe klar sein. Wenn Sie keinen Sex vor der Ehe haben wollen und dennoch das Bedürfnis empfinden, Ihrer zukünftigen Frau Ihre Zuneigung zu beweisen, dann müssen Sie sich vielleicht auch mit dem Drang zur Masturbation auseinandersetzen. Sie müssen die Kunstfertigkeiten des Liebens erlernen, ohne dabei mit Ihrer Moral in Konflikt zu geraten. Selbst ein Mann, der »jungfräulich« in die Ehe gehen will, kann diesen Weg einschlagen.

Wir haben festgestellt, daß Männer, die sexuell eine schwierige Phase haben, sich eher anstrengen, um gute Liebhaber zu werden. Diejenigen, die sich ihre Privatmoral als Schild gegen die Masturbation zur Entspannung oder im Lernprozeß auf dem Weg zum multiplen Orgasmus geschaffen haben, sind oftmals sehr rigide Leute. Sie neigen dazu, selbstkritisch zu sein und sich mit unnötigen Schuldgefühlen wegen angeblich begangener Sünden zu quälen.

Brauchen Sie eigentlich einen ständigen Partnerwechsel, um sich von derartigen Ängsten und Hemmungen zu befreien? Nein, keineswegs. Viele, die ihren Partner häufig wechseln, sind mit ihrer Sexualität gar nicht so glücklich. Manchmal versuchen sie nur, sich zu beweisen, daß sie von einengenden Beziehungen nicht abhängig sind.

Sie sollten als Ziel anstreben, ein entspanntes, genußfreudiges Verhältnis Ihrer eigenen Sexualität gegenüber zu entwikkeln. Wir kommen deshalb in diesem Buch ständig auf das Thema der Masturbation zurück, weil wir wissen, daß ein Mann, der sich unbefangen wohlfühlt, während er masturbiert, auch angenehm entspannt sein kann, wenn er Sex mit einem Partner hat.

## Lassen Sie auch Ihre Partnerin das Ihre tun

Wenn Ihre Partnerin Ihnen Vergnügen bereitet, sollte sie es auf ihre Weise tun.

1. Akzeptieren Sie, was sie tut, solange es nicht mit Schmerzen für Sie verbunden ist. Wenn es weh tut, sagen Sie es ihr ganz ehrlich.

2. Lassen Sie sie experimentieren durch Gebrauch ihrer Hände, ihres Mundes, ihrer Brüste – mit jedem Teil ihres Körpers, wie es ihr Spaß macht.

3. Unterschätzen Sie niemals die Kraft Ihrer Partnerin oder Ihren Einfallsreichtum. Sobald Sie erkennen lassen, daß Sie

dazulernen möchten, geben Sie ihr eine Chance, neue Sachen auszuprobieren. Kreativität beim Sex macht großen Spaß.

4. Lassen Sie es nicht dazu kommen, daß Ihre Partnerin überlegen muß, was sie als nächstes tun soll. Machen Sie den Vorschlag, daß Sie es mit einigen Übungen versuchen sollte, die wir beschrieben haben. Vielleicht finden Sie beide das »Liebesspiel ohne Forderung« sehr lustvoll oder das Streicheln des Körpers.

5. Fühlen Sie sich verantwortlich gegenüber der eigenen Lust. Lassen Sie sich nicht auf eine bestimmte Technik festlegen. Dadurch wird Sexualität monoton. Sie wollen doch, daß es aufregend ist und bleibt.

6. Antworten Sie Ihrer Partnerin mit Lauten und Gesten – nicht unbedingt mit Worten –, und geben Sie ihr zu verstehen, wie sehr Ihnen gefällt, was sie tut.

7. Versuchen Sie nicht, einander gleichzeitig Lust zu bereiten, bevor Sie nicht eine längere Phase sexuellen Vergnügens erlebt haben, bei der Sie voneinander nichts fordern. Wechselseitiges Vorspiel ist nicht dasselbe wie ein abwechselndes Erregen von Lust.

8. Setzen Sie dem Vergnügen nie eine Grenze, wenn
   a) Sie sich selbst Lust verschaffen
   b) Ihre Partnerin Ihnen Lust verschafft
   c) Sie wechselseitig einander Lust bereiten.

9. Wenn Ihnen irgend etwas einfällt, was Ihrer Partnerin Spaß machen könnte, Sie lustvoll aufzuregen, dann sagen Sie es ihr. Erwidern Sie das lustvolle Spielen später ohne unbedingt dahin gelangen zu wollen, sich beide einander gleichzeitig Lust zu bereiten und sich in Erregung zu versetzen.

10. Achten Sie auf das, was Ihre Partnerin tut, während sie Sie erregt. Oftmals macht sie mit Ihnen das, wovon sie möchte, daß Sie es auch mit ihr tun. Vielleicht ist sie nur zu scheu, Sie direkt darum zu bitten.

11. Seien Sie empfänglich. Wenn jemand sexuelle Lust bereitet, dann kann er daran leicht den Spaß verlieren, wenn der

Partner durch nichts zu erkennen gibt, was ihm besonders gefällt und was nicht. Überlassen Sie sich ganz ihrem Vergnügen, und genießen Sie dieses Vergnügen unbefangen.

Und auch hierin sollte Wechselseitigkeit bestehen. Teilen Sie einander mit, was Ihnen gute Gefühle macht, und versuchen Sie das, was Sie gerade tun, noch genußvoller zu gestalten.

Albert, ein Klient aus jüngster Zeit, sprach bei einer der ersten Sitzungen über sein Mädchen. »Sie ist toll. Doch wenn wir Sex machen, erwartet sie von mir, daß ich die ganze Arbeit leiste. Sie will, daß ich meine ganze Aufmerksamkeit ausschließlich auf sie richte. Wir küssen uns, und wenn wir Geschlechtsverkehr haben, bewegt sie sich ein bißchen. Aber meine Genitalien berührt sie nie. Und sie will sich auch nicht auf mich legen.«

Wir fragten ihn, ob er jemals mit ihr darüber gesprochen habe, was er bejahte. »Ich hab' ihr nahegelegt, daß sie aktiver sein solle. Doch sie sagt, daß sie nicht die Absicht hat, sich zu bemühen, anders zu sein, als sie eben ist.« Er machte eine ungeduldige Geste. »Ich habe andere Frauen gehabt, und da war es großartig. Sie berührten meinen Penis – und küßten ihn sogar. Und sie setzten sich auch auf mich und machten kreisende Bewegungen. Wenn Karen sich nicht ändert, dann werde ich mir wohl eine andere suchen müssen. Ich bin gern mit ihr zusammen. Aber Sex ist eben auch wichtig. Wenn ich bei ihr bleibe, und sie sich nicht ändert, dann weiß ich schon, daß ich mich bald nach einer anderen umsehen werde.

Karen beharrte auf ihrem Standpunkt, und Albert verließ sie schließlich, was wir verstehen konnten. Sie weigerte sich, Sex als etwas Wechselseitiges zu betrachten. Sex war für sie – was ihre Großmutter einst gesagt haben mochte – »etwas, das ein Mann tut, und das eine Frau über sich ergehen läßt«.

Wir fassen noch einmal einige Punkte zusammen. Sobald Sie den Versuch machen, Ihre multi-orgasmischen Fähigkeiten von der Masturbation auf den Liebesakt zu übertragen, dann sollte Ihre Partnerin die obere Stellung einnehmen. Das gestattet Ihnen, sich zu entspannen. Das läßt ihr mehr Bewegungsspielraum, und sie kann selber die Tiefe bestimmen, wenn Sie in sie eindringen. Das sollte behutsam geschehen, denn Sanftheit ist der Schlüssel zum Erfolg, sanfte Bewegungen, sanfte Stöße.

Wenn Ihre Partnerin die obere Stellung einnimmt, kann sie auch die Richtung bestimmen, in der Ihr Penis in ihre Vagina eindringt. Vielleicht will sie, daß er ihren sogenannten G-Punkt (siehe Seite 131) an der oberen Scheidenwand berührt. Einige Frauen finden dies besonders lustvoll. Das wäre dann das, was wir vorhin als die »Zwölf-Uhr-Stellung« bezeichnet haben.

Dr. Arnold Kegel berichtet, daß die sexuell gefühlsintensivsten Stellen der Frau dort sind, wo wir mit unserem Bild der Uhr von den »Vier Uhr«- und »Acht Uhr«-Punkten gesprochen haben. Er fand heraus, daß, wenn der Finger bis zum zweiten Fingerglied eingeführt wird, die fleischige Spitze gewöhnlich den allerempfindlichsten Punkt berührt. Sie werden auch andere leicht erregbare Stellen finden, die einzigartig und ausschließlich Ihrer Partnerin gehören, sofern Sie ihren Körper mit derselben Sorgfalt und demselben Interesse erforscht haben, die Sie Ihrem eigenen gewidmet haben, während Sie Ihre Masturbationsübungen ausführten.

Aber legen Sie die Betonung auf Sanftheit und Zärtlichkeit und liebevolle Fürsorglichkeit. Achten Sie auf die Signale, die sie aussendet. Akzeptieren Sie auch die Tatsache, daß sie vielleicht noch allzu zurückhaltend ist, um über ihre sexuellen Wünsche zu sprechen.

Halten Sie sich in guter körperlicher Verfassung. Menschen, die sportlich trainiert sind, wie etwa durch Jogging, Schwimmen, Radfahren und Tennis, neigen auch dazu, sexuell aktiver zu sein. Übrigens ist ja auch Sport ein Vergnügen. Sie werden herausfinden, daß Sie durch eine bessere gesundheitliche Verfassung Ihres Körpers oft mehr Freude am Leben gewinnen. Die meisten Männer mit der Fähigkeit zum multiplen Orgasmus haben in irgendeiner Form regelmäßige körperliche Betätigung. Chuck, achtundzwanzig Jahre alt, ist hierfür ein gutes Beispiel. Er ist ständig im Training. Er joggt seit fünf Jahren, und seit den letzten drei Jahren läuft er täglich eine Strecke von acht Kilometern. Sein Körper ist in guter Verfassung, und er kann es wagen, ihm Dinge abzuverlangen, die ohne sein Training unmöglich wären. Er hatte deswegen auch keinerlei Schwierigkeiten, Kontrolle über seinen PC-Muskel zu erlangen, die so wichtig zur Erreichung von Mehrfach-Orgasmen ist.

Also bringen Sie sich wieder in Form, falls Sie sich ein bißchen haben gehenlassen. Sie werden erstaunt sein, wieviel besser Sie sich fühlen und um wievieles leichter es für Sie sein wird, die gesteckten Ziele auf dem Gebiet der Sexualität auch zu erreichen.

Wenn Sie sich auf Ihre eigenen Reaktionen konzentrieren wollen, masturbieren Sie. Verlangen Sie nicht von Ihrer Partnerin, sich Stunde um Stunde nur auf Ihre Bedürfnisse einzustellen und die ihren zu vernachlässigen. Sie haben ausreichend Zeit, sie in Ihre Aktivitäten einzubeziehen, sobald Sie die Fähigkeit zu multiplen Orgasmen erlangt und Ihre Erektionen und Ejakulationen unter Kontrolle haben. Dann erst können Sie die Freuden der wechselseitigen sexuellen Lust auf einer gleichberechtigten Basis erforschen.

Wenn Sie Ihre Partnerin sexuell erregen, richten Sie Ihre Gedanken und Gefühle ganz auf sie aus. Es gilt Hier und Jetzt. Konzentrieren Sie sich auf Ihrer beider Reaktionen. Ein guter

Liebhaber empfindet Freude in einer Beziehung, in der er selbst Freude geben kann.

## Was ist der G-Punkt?

In jüngster Zeit ist viel über den G-Punkt gesagt und geschrieben worden. Er befindet sich vermutlich eine volle Fingerlänge tief innerhalb der Vagina, und zwar oben, direkt hinter dem Schambein. Bei unseren weiblichen Versuchspersonen haben wir keine eindeutige Reaktion auf eine Reizung an dieser Stelle feststellen können. Einige mögen es sehr gern, andere wieder finden es unangenehm. Da viele Frauen wissen wollten, wie sie reagieren, schlagen wir vor, daß Sie versuchen sollten, sie dort zu berühren.

In unseren einzelnen Fallgeschichten hat sich herausgestellt, daß einige Frauen vorgaben, diesen G-Punkt zu haben und auf Berührung durchaus reagierten. Indessen sind wir skeptisch, denn wir sind nicht imstande gewesen, irgendeinen spezifischen Punkt bei irgendeiner unserer Versuchspersonen zu lokalisieren. Wir werden unsere Untersuchungen zu diesem Thema fortführen. Sollten wir jedoch herausfinden, daß sich eine Reaktion einstellt, wie sie angeblich für den »Grafenberg-Punkt« typisch ist, so werden wir dieses in einer Veröffentlichung mitteilen.

Wollen Sie vielleicht selbst ein wenig experimentieren? Um diesen schwer zu ermittelnden G-Punkt ausfindig zu machen, sollten Sie folgendes tun:

1. Führen Sie die ersten beiden Finger (Zeige- und Mittelfinger) der rechten oder linken Hand behutsam in die Scheide Ihrer Partnerin ein.
2. Die Fingerkuppe sollte aufwärts zeigen, und zwar in jener Zwölf-Uhr-Stellung, wie wir dies auf Seite 119 beschrieben haben. Forschen Sie weiter direkt in Aufwärtsrichtung, wobei

Ihre Fingerspitzen sich an den Rändern einer Furche entlangbewegen, die dazu da ist, den Ureter zu schützen. Das macht es erforderlich, daß Sie Ihre Finger so tief wie möglich einführen.

4. Ziehen Sie Ihre Hand langsam zurück. Üben Sie mit Ihren Fingern Druck gegen die vordere Wand ihrer Vagina aus, bis Sie das Schambein berühren.

5. Wiederholen Sie diesen Vorgang. Lassen Sie Ihre andere Hand außerhalb ihres Körpers die Bewegungen ihrer Finger innerhalb der Scheide Ihrer Partnerin mitvollziehen. Drücken Sie tief nach unten ein, bis Sie fühlen, daß Ihre Fingerspitzen »sich treffen«.

6. Folgen Sie den Hinweisen Ihrer Partnerin. Sie hat gewiß eigene Vorstellungen darüber, wo Sie sie berühren müssen, um ihr die größte Lust zu geben – und das ist dann vielleicht der magische G-Punkt.

7. Stellen Sie sich darauf ein, die Tatsache zu akzeptieren, daß Ihre Partnerin vielleicht eine derjenigen Frauen ist, die es nicht mögen, wenn dieser Punkt erregt wird.

Wir haben herausgefunden, daß die meisten Frauen jene Art des zärtlichen Streichelns ihrer Vagina am meisten schätzen, die wir auf Seite 118f beschrieben haben. Was immer Sie auch tun, versuchen Sie nicht, Theorien zu beweisen. Sie sind zum Vergnügen beisammen, nicht als wissenschaftliches Forscherteam. Und vergessen Sie auch nicht, daß jede Art körperlicher Erregung nach einer langen Phase zärtlichen Streichelns und Liebkosens von Haut und Genitalien überaus wirkungsvoll ist.

## Einige Frauen zeigen ihre Ablehnung

Wir waren überrascht, als uns erstmals eine Frau begegnete, die den multiorgasmischen Fähigkeiten ihres Partners tatsächlich ablehnend gegenüberstand. Sie protestierte, als wir sie und ihren Partner interviewen wollten, bevor wir bereit waren, sie in die Therapie aufzunehmen. »Warum kann er nicht wie andere Männer sein?« Sie schien sich sehr aufzuregen. »Ich spreche mit den Frauen in meinem Bridge-Club, und die sagen mir immer wieder, daß die ganze Geschichte nach fünf oder zehn Minuten vorüber ist, und gerade ich muß einen Mann haben, der immer weiter und weiter macht und kein Ende findet.«

Hier also war das gestandene Beispiel einer Frau, die in dem Glauben lebte, daß Sex eine Pflicht für die Frau und ein Vergnügen bloß für den Mann ist. Sie hatte nie gelernt, sich zu entspannen und ihren Körper zu genießen. Wir konnten auch nicht viel tun, sie zu ändern. Sie fühlte sich »ausgeliefert«, als ihr Ehemann multi-orgasmisch wurde, weil er jetzt »die Sache so sehr hinauszog«.

Offenbar schien sie auch sehr befremdet darüber, daß er sich nicht so verhielt, wie die Ehemänner ihrer Freundinnen. Und sie fand ihn »sonderbar«. Konformität auch in der Sexualität war ihr überaus wichtig.

Ihre Haltung ist weit verbreitet bei Frauen der älteren Generation. Man kann feststellen, daß von vormaliger Ideologie einiges zurückgeblieben ist. Doch in einer Zeit, in der die Lust des Menschen an der Lust endlich als gut und richtig akzeptiert worden ist, sind Leute altmodisch, die Sehnsucht nach einer viktorianischen Vergangenheit haben.

## Was ist, wenn Sie noch immer keine multiplen Orgasmen haben können?

Einige Männer erreichen dieses Ziel vielleicht nie, auch wenn sie pflichtbewußt jeden Tag üben. Doch das heißt noch lange nicht, daß dieses Buch ihnen absolut nichts geben kann.

Bedenken Sie folgendes: Im Verlauf Ihres Trainings haben Sie wahrscheinlich gelernt, Ihr Vergnügen und das Ihrer Partnerin auszudehnen. Sie sind jetzt in der Lage, länger und konzentrierter bei der Sache zu sein. Wenn Sie und Ihre Partnerin Spaß an dem haben, was Sie tun, dann haben Sie schon sehr viel erreicht.

Setzen Sie Ihre PC-Übungen fort, weil sie Ihnen zu besserer Kontrolle verhelfen und Sie sich wohler fühlen. Vielleicht kommt irgendwann der »Durchbruch«, und Sie haben es geschafft. Erinnern Sie sich, daß wir Ihnen zu Anfang gesagt haben, daß es für diesen Prozeß keine bestimmte zeitliche Begrenzung gibt.

Ein interessantes Phänomen zeigte sich während unserer Untersuchungen auf. Eine Teilnehmerin hatte während des Orgasmus sehr starke vaginale Kontraktionen. So stark, daß sie vom Meßgerät im Anus ihres Partners aufgezeichnet wurden und dadurch der Eindruck entstand, daß auch er einen Orgasmus hatte. Das kann wegen der kräftigen Spasmen in der Scheide seiner Partnerin zu gesteigerten Lustempfindungen beim Partner führen.

## Unsere Versuchspersonen geben uns Anregungen

Einer unserer Klienten, der viele Gespräche über multiple Orgasmen mit uns führte, ohne sein Ziel zu erreichen, erzählte uns, wie sich ein Erfolg dann schließlich doch noch einstellte: »Ich habe eins herausgefunden: Der Schlüssel dazu ist, nicht zurückzuziehen. Ich hatte einen Orgasmus. Aber anstatt nun aufzuhören, habe ich einfach weitergemacht. Ich glaube, daß das jeder könnte. Es ist wirklich gar nicht so schwer.«

Seine multiplen Orgasmen waren keineswegs Einbildung. Doch er erreichte mehrfache Orgasmen erst, nachdem er eine Ejakulation gehabt hatte – und nachdem ihm aufgegangen war, daß »trockene Orgasmen« für ihn genauso wichtig waren wie sein erster »feuchter Orgasmus«.

Ein anderer Mann hob die Wichtigkeit des PC-Muskels hervor. Er und seine Partnerin verfügten über eine starke Becken-Muskulatur und spannten sie beide an, sobald er fühlte, daß er eine Ejakulation zurückhalten mußte. Das klappte bei ihnen hervorragend, und er war davon überzeugt, daß auch »jeder andere es tun kann«.

Ein anderer Teilnehmer wiederum ejakulierte zwar, fand jedoch heraus, daß er den Geschlechtsakt fortsetzen konnte und dabei später zu weiteren Orgasmen kam, solange seine Partnerin fest mit ihrem PC-Muskel zudrückte, wodurch sie die Spannung etwa fünfzehn oder zwanzig Minuten aufrechterhielt. Auch er war davon überzeugt, daß das »jeder tun kann. Es macht Spaß – und es ist ganz leicht.«

Hier das Programm, das man befolgen sollte:

1. Machen Sie Übungen gemäß unserer Anleitung;

2. akzeptieren Sie Sex und Masturbation als ganz natürlichen Lustgewinn;

3. ohne den Willen zur Entspannung und zum Genuß geht nichts. Wenn Sie diesen Ratschlag befolgen, wird Ihre sexuelle Befriedigung und die Ihrer Partnerin schon nach sehr kurzer Zeit größer sein.

## *Ist denn das alles Neuland?*

Sicher haben Sie sich das auch schon gefragt. Wenn multiple Orgasmen für Männer schon seit Urzeiten möglich waren, wie kommt es dann, daß noch niemand früher davon gesprochen hat?

Um dies zu überprüfen, haben wir uns mit der Literatur der Antike beschäftigt und bestätigt gefunden, was wir erwartet hatten. Zurückreichend bis ins Jahr 2968 vor Christus hat es in China Schilderungen über mehrfache Orgasmen bei Männern gegeben.

Also führten wir unsere Untersuchungen weiter in der Hoffnung, mehr zu finden als graziöse Poesie und fließende Zeilen antiker Kalligraphie. Als wir feststellen mußten, daß unsere Ergebnisse immer dünner wurden, suchten wir einen anderen Weg.

Vor hundert Jahren wurde in westlichen Kulturen angenommen, daß einzig Frauen mit etwas fragwürdiger Moral einen Orgasmus haben könnten und Spaß an der Sexualität hätten. »Gute« Frauen nahmen das Sexuelle als eine unvermeidliche Bürde der Ehe hin. Falls sie selbst Spaß daran hatten, durften sie es nicht zeigen.

Diese Einstellung hat sich geändert. Weitaus mehr Frauen als früher haben heutzutage Orgasmen und wissen sie zu genießen. Allerdings sind es sogar heute noch weitaus weniger als hundert Prozent der Frauen im Westen, die eine offene, aufgeschlossene Haltung gegenüber ihrer eigenen Sexualität einnehmen.

Nur bei sehr wenigen Frauen traten auch gelegentlich multiple Orgasmen auf. Der Grund war, daß Männer den Geschlechtsakt selten so lange fortsetzten, daß eine Frau zum Orgasmus kommen konnte, geschweige denn zu einem zweiten oder dritten.

Erst seit vierzig Jahren wird der weibliche Orgasmus als »normal« akzeptiert. Seit dieser Zeit weiß man auch, daß Frauen, die zu einem Orgasmus fähig sind, durch Stimulation Multi-Orgasmen haben können.

Inzwischen scheint es so, daß alle Frauen potentiell multiorgasmisch sind, wie Forschungen aus den letzten zwanzig Jahren ergeben haben. Diese Feststellung wird von der Mehrzahl der auf diesem Gebiet tätigen Wissenschaftler bestätigt und auch von sexuell kundigen und erfahrenen Laien.

Im Verlauf dieser Forschungen wurde über die Orgasmusfähigkeit des Mannes kaum gesprochen. Wir haben den Verdacht, daß die gleiche Engstirnigkeit, mit der Frauen sich in einer passiven Rolle beim Geschlechtsverkehr sahen, auch dem sexuellen Lustgewinn des Mannes Grenzen setzte. Nach der damaligen Vorstellung sollten die Menschen von der irdischen Lust ausgeschlossen sein; ewige Freude blieb dem Himmel vorbehalten. Das hatte zur Folge, daß der Geschlechtsverkehr bestimmten Beschränkungen unterlag: nur zur Fortpflanzung und nur ein Orgasmus mit Ejakulation auf einmal. Geschlechtlicher Verkehr wurde zur Pflicht für Mann und Frau.

Wenn wir davon ausgehen, daß Männer auch heute noch Opfer der gleichen Ansichten sind, die früher Frauen gehemmt haben, dann verstehen wir sehr gut, warum so viele Männer auch heute noch glauben, daß sie bei jeder sexuellen Begegnung nur einen einzigen Orgasmus haben könnten und warum auch die Forschung einfach als Tatsache akzeptiert hat, was niemand sich die Mühe gemacht hat, zu widerlegen.

Also wandten wir uns noch einmal den alten Schriften zu und hielten danach Ausschau, was von Dichtern, Schriftstellern oder Wissenschaftlern seinerzeit über sexuelle Praktiken geschrieben worden ist.

Wir fanden, wonach wir gesucht hatten, doch aus den Beschreibungen konnten wir uns kein klares Bild vom Verlauf der sexuellen Aktivitäten machen.

Sehen wir uns zum Beispiel die Oneida-Gemeinde in den Vereinigten Staaten an. Eine »einfache« Beschreibung einfachster Vorgänge durch die Enkelin des Gründers dieser Gemeinschaft ist dermaßen komplex, daß wir Wissenschaftler, die wir an technische Beschreibungen körperlicher Handlungen gewöhnt sind, nach der Lektüre ihrer Schriften noch verwirrter wurden, als wir vorher schon waren.

Ein Teil des Problems bestand darin, daß diesen Beschreibungen Erfahrungen zugrunde lagen, deren Charakter überaus persönlich war. Das ist, als wollten Sie einem Menschen das Phänomen »Schnee« beschreiben, der noch niemals welchen zu Gesicht bekommen hat.

Als ein Arzt aus der westlichen Zivilisation erstmals den Versuch unternahm, Eingeborenen eines primitiven Stammes Unterricht in Schwangerschaftsverhütung zu erteilen – Menschen, die in dem Glauben lebten, daß Frauen in dem Augenblick Kinder empfangen, in dem sie zu nahe bei einem hölzernen Stab stehen, der mit Schnur umwickelt ist –, begegnete er höhnischem Gelächter. Jeder Mann in der Gemeinschaft war überzeugt, daß derartige lächerliche Vorkehrungen keinerlei Wirkung haben könnten.

Wir stellten fest, daß ein Leser solcher alter Schriften das Gelesene nach seiner eigenen Auffassung verarbeitet. Jemand, der davon überzeugt ist, daß Orgasmus und Ejakulation identisch sind, wird jede Art Literatur über verlängerten Geschlechtsverkehr mit anderen Augen ansehen als einer, der weiß, daß es auch einen Orgasmus ohne Ejakulation gibt.

Vor diesem Hintergrund wollen wir nun die Literatur der Vergangenheit würdigen und dabei berücksichtigen, daß jeder Leser die Dinge anders interpretieren würde. Unsere Einschätzung basiert auf den Beobachtungen bei unseren Versuchspersonen und wird erhärtet durch die aufgezeichneten physiologischen Meßwerte, die uns unser achtkanaliger Beckman-R411-

Dynographrekorder geliefert hat. Wir haben die »Bilder« multipler Orgasmen von Männern gesehen und folgern daraus, daß es sie gibt.

Ausgehend von dieser Voraussetzung forschten wir in alten Schriften nach bestimmten Merkmalen in den Beschreibungen sexueller Handlungen.

1. Wir haben nach Beschreibungen über langdauernde Begegnungen gesucht, die ausschließlich sexueller Lust gewidmet waren.
2. Wir haben uns nach einer Gesellschaftsform umgetan, in der die sexuelle Lust des Mannes als gut und richtig akzeptiert wird.
3. Wir haben versucht, Kulturen ausfindig zu machen, in deren schriftlichen Nachlässen die herrschende Klasse ganz stark mit der Aura des Romantischen umgeben wird. Es handelte sich dabei um Zeiterscheinungen, in denen sexuelle Lust gleichermaßen von Frauen und Männern genossen werden durfte.
4. Wir haben diejenigen gesellschaftlichen Systeme herausgesucht, in denen die herrschenden Klassen über ein großes Maß an Freizeit verfügten.

## Wie weit sind wir zurückgegangen?

Die älteste Erwähnung über die Verlängerung des Geschlechtsverkehrs stammt aus der Zeit des Kaisers Hiang Ti aus China, im Jahre 2968 vor Christus. Wir gehen davon aus, daß auch andere, China benachbarte Kulturen damals aus derselben Quelle körperlicher Freude geschöpft haben, da sich in einigen Schriften Hinweise darauf finden. Das läßt vermuten, daß wir auch Hinweise in frühen persischen Schriften finden sowie in Überlieferungen aus dem Indien der frühesten Zeit.

Folgen wir den Handelswegen jener Zeit und gehen davon

aus, daß mit dem Handel auch kulturelles Wissen weitergegeben wurde, dann ist leicht denkbar, daß sich Gedanken und Beschreibungen über ausgedehntere sexuelle Lust auch in Werken des Mittleren Ostens finden. Von China ausgehend, wurden Handelsverbindungen aufgenommen, was vermuten läßt, daß Sexualpraktiken, die in Indien und Persien sowie in der griechischen Antike angewendet wurden, ihren Ursprung in China hatten. In unserer Bibliographie sind zahlreiche Bücher aufgeführt, die Ihnen Aufschluß über den damaligen kulturellen Austausch vermitteln können.

Würde in diesen alten Schriften unsere Terminologie angewendet werden, wie problemlos wären unsere Forschungen! Um Ihnen verständlicher zu machen, was wir später im einzelnen anführen wollen, wollen wir einige Begriffe erklären, die verwendet worden sind.

1. *Das Tao der Liebe.* Diese früheste Erwähnung von ausgedehntem Liebesspiel steht in engster Verbindung zu religiösen Praktiken jener Zeit. Die Verfasser des Tao der Liebe waren davon überzeugt, daß ein Mann, der seine Ejakulation kontrollieren konnte, seiner Gesundheit diente und dadurch all die schwächenden Wirkungen, die sich aus dem Geschlechtsverkehr mit nachfolgender Ejakulation ergaben, vermied.

In einigen der Bücher fanden wir Anleitungen für den Geschlechtsverkehr unter Berücksichtigung des Alters und des Gesundheitszustandes der Akteure. Alle diese Schriften rieten zu einer sorgfältigen Kontrolle der Ejakulation, doch setzten sie der Dauer des Geschlechtsverkehrs oder der Häufigkeit des Orgasmus keine Grenzen.

2. *Tantra, das geheime Ritual.* In Indien galt diese Form der religiös-sexuellen Praxis als heilig. Die einzelnen Schritte sind deutlich vorgeschrieben. Oft schließt das Tantra nicht einmal die Penetration ein, und stets liegt die Betonung auf einer verlängerten Dauer der »Ekstase«. Es handelt sich hier um eine rituelle Form der Sexualität, die eng mit der Religion verbunden ist. Sie wird von vielen Autoren dem chinesischen Tao der

Liebe gleichgesetzt, doch Jolan Chang, der Autor eines aufschlußreichen Buches zu diesem Thema, weist darauf hin, daß das Tantra weitaus engere Beziehungen zur Religion hat als das Tao der Liebe. Obwohl das Tao der Liebe den Eindruck erweckt, daß es in sich nicht sehr schlüssig aufgebaut ist, scheinen uns doch die religiösen Aspekte ebenso bedeutsam wie im Tantra.

3. *Tantra, Yoga des Sex.* In seinem Buch Tantra, Yoga des Sex, beschreibt Omar Garison eine Reihe von Einzelheiten, die zu einem erweiterten Lustgefühl führen, als würde »eine Energiewelle von einem Körper zum nächsten übergehen«.

Wir fanden bei der Nachvollziehung dieser rituellen Technik heraus, daß Atemrhythmus und Kontraktionen der Beckenmuskulatur ein wichtiger Bestandteil dieses Rituals sind.

Gemäß den Anleitungen in dem Buch »Tantra, Yoga of Sex«, muß keine Penetration stattfinden, und das Ritual soll fünf Tage nach dem Aufhören der Menstruation durchgeführt werden. Dadurch war man auf bestimmte Zeiten festgelegt und schloß gewisse rituelle Handlungen mit ein, die darin bestanden, daß die Genitalzonen einander abgekehrt waren und keine Penetration stattfand.

4. *Vajroli,* eine Methode, die von Robert de Ropp in seinem Buch »Sex Energy« dargelegt wird, ist dadurch bemerkenswert, daß ein Mann Kontrolle über seine Blasenfunktion erlangen kann, indem er seinen Schließmuskel willkürlich betätigt. Wenn er dies vollkommen beherrscht, kann er sein Ejakulat bewußt und direkt in die Blase umleiten (retrograde Ejakulation). Diese Methode des Vermeidens einer normalen Ejakulation wird sowohl in Tibet als auch in Indien angewendet.

5. *Coitus prolongatus.* Diese Form des verlängerten Geschlechtsaktes wird von Allen Edwards und R. E. L. Masters in ihrem Buch, »The Cradle of Erotica«, ausführlich beschrieben. Es handelt sich dabei um eine sehr anstrengende Form des Sex, die enorme Willenskraft und ein Höchstmaß an Potenz erfordert. Die Bewegungen sollen dabei fließend ineinander über-

gehen, und allem Anschein nach werden den Beteiligten große athletische Fähigkeiten abverlangt.

6. *Vishrati.* Das ist das Wort, mit dem im alten Indien der verlängerte Koitus bezeichnet wurde. Sowohl die erotische Literatur Indiens als auch die der Chinesen sang ein Loblied auf den Mann, der über einen langen Zeitraum durchhalten konnte.

7. *Zwanzigfache Kopulation.* Damit ist einfach die Fähigkeit gemeint, den Koitus über lange Zeit auszudehnen. Dieses Wort ist nur in Indien bekannt.

8. *Coitus obstruktus.* Bei dieser Technik, die in Reay Tannahills Buch »Sex in History« beschrieben wird, drückt der Mann mit aller Kraft auf einen Punkt zwischen Anus und Skrotum, wobei er den Mittelfinger seiner linken Hand einsetzt. Gleichzeitig muß er mit den Zähnen knirschen und tief inhalieren (den Atem jedoch nicht anhalten). Man ging davon aus, daß diese Technik das Ejakulat ins Gehirn umleite. Was tatsächlich dadurch bewirkt wurde, war, daß die Samenflüssigkeit in die Blase gedrückt wurde (wir begegnen hier also wieder der retrograden Ejakulation), die dann beim Urinieren ausgeschieden wurde.

9. *Imsak.* Über Imsak ist wenig geschrieben worden und wenig bekannt. Sir Richard Burton macht gewisse Andeutungen in seinem Buch, doch über diese Methode sind Einzelheiten nie veröffentlicht worden. Man behauptet, daß Mohammed Imsak praktiziert habe.

Allen Edwards sagt, daß Imsak ein arabisches Wort sei mit der Bedeutung »Verlängerung der Lust am Beischlaf durch ausgedehnte Penetration und unter Zurückhaltung der Ejakulation«. Die Praxis des Imsak (offenbar eine Form des Coitus reservatus), die den Arabern bekannt war, wurde wahrscheinlich aus Indien oder China importiert und förderte offenbar die Annahme, daß das Sperma eine Lebenskraft sei, die nicht verschwendet werden dürfe. Aus diesem Grund wurde Koitus ohne Ejakulation häufig praktiziert. Dennoch wurde behauptet, daß dies mit höchster Lust verbunden sei, was uns einen Anhaltspunkt dafür gibt, daß Orgasmen aufgetreten sind.

Von Ali Khan wird behauptet, daß er Imsak praktiziert habe. Er konnte unbegrenzt durchhalten, hatte sehr häufig Sex, und es wird berichtet, daß er nur zweimal wöchentlich eine Ejakulation hatte. Bedenken Sie, daß Ali Khan in diesem Jahrhundert gelebt hat und für einen großartigen Liebhaber und Frauenhelden gehalten worden ist. Bekannte Filmstars unserer Zeit, denen man eine starke Potenz nachsagte, waren Errol Flynn, Porfirio Rubirosa und Gary Cooper.

Ganz nebenbei bemerkt Allen Edwards in seinem Buch, daß Männer, die nicht in der Lage sind, ihre Samenflüssigkeit zurückzuhalten, von Moslem- und Hindufrauen mit Verachtung gestraft werden.

In ihrem Buch »The Cradle Of Erotica« heben Edwards und Masters hervor, daß sowohl in Moslem- als auch in Hindugesellschaften eine Technik benutzt wird, bei der der Mann das Glied einführt, ohne es zu bewegen, wobei jedoch eine Stimulation der Klitoris stattfindet, und die Frau gegen den eindringenden Penis ihre Beckenmuskulatur zusammenzieht. Beiläufig bemerken sie, daß gewisse Formen der Bewegung zulässig sind.

Angesichts eines solchen Mangels an Übereinstimmung bei ein und demselben Untersuchungsgegenstand müssen wir vermuten, daß es zwei Methoden gibt. Vielleicht wird die erste, in der keine Bewegung gestattet ist, zum Lernen verwendet, wie heutzutage in der Sexualtherapie. Es gibt eine Methode, die bereits erwähnt wurde, genannt die »stille Vagina«, bei der das Glied eingeführt wird und beide Partner bewegungslos bleiben. Sie wird angewendet, wenn Männer vorzeitig ejakulieren könnten, oder wenn sie den Geschlechtsakt hinauszögern möchten.

10. *Coitus reservatus.* Der gebräuchlichste Name für den verlängerten Geschlechtsverkehr. Offenbar findet der Orgasmus in Form eine retrograden Ejakulation statt, da dieser

Typus sexuellen Verhaltens gewöhnlich im Zusammenhang mit Beschreibungen darüber erwähnt wird, wie der Samen im Körper zurückgehalten werden kann. Ein Autor zu diesem Thema (Paul Gillette, »The Complete Sex Dictionary«) stellt die These auf, daß in der Oneida-Gemeinschaft während des Geschlechtverkehrs keine Bewegung geduldet wurde, womit der Orgasmus des Mannes verhindert werden sollte. Es stellten sich dadurch keine schädlichen Nebenwirkungen ein; Männer, die darin geübt waren, sollen sogar in besserem gesundheitlichen Allgemeinzustand gewesen sein.

Das erklärt auch die höhere Lebenserwartung der Männer dieser Gemeinschaft. In ihrem Buch »Oneida-Community: An Autobiography, 1851–1876« bemerkt Constance Noyes Robertson, daß eine gute körperliche Verfassung ein wichtiger Aspekt im Leben der Gemeinschaft gewesen sei, allerdings wird nirgendwo eindeutig hervorgehoben, daß retrograde Ejakulation in dieser Gemeinschaft praktiziert wurde. Die verfügbaren Informationen reichen nicht aus, um sich ein abschließendes Urteil bilden zu können. Unter Erwähnung der Oneida-Gemeinschaft schreiben Inge und Stan Hegeler in ihrem Buch »An ABZ of Love« (Medical Press, New York), daß sexuelle Belohnungen irgendwelcher Art keine Rolle gespielt hätten.

Vom Coitus reservatus wurde behauptet, er sei eine Art, den Liebesakt zu vollziehen, bei dem in beiden Beteiligten intensive Lustempfindungen ausgelöst würden. Er gestatte dem Mann, mit einer Anzahl von Partnerinnen nacheinander Verkehr zu haben, was im Mittleren und Fernen Osten, wo Männer sich Harems oder Konkubinen hielten, wichtig war. In der Oneida-Gemeinschaft wurden die Mitglieder dazu ermuntert, sich mit mehreren Partnern zu verbinden; aus diesem Grunde mußten die Männer lernen, ihre Ausdauer zu erhöhen.

In gewisser Weise ähnelte die Struktur der Oneida-Gemeinschaft durchaus der heutiger Gruppen, die Partnertausch praktizieren. Ein Mann, der zu multiplem Orgasmus fähig ist, kann in einer solchen Partnertauschgruppe mit mehreren Partnerinnen Verkehr haben und hat nur bei der letzten eine Ejakulation.

11. *Chira.* Chira wird in Vatsyayanas »Kamasutra der Liebeskunst der Hindus« erwähnt. Allerdings wird keine nähere Beschreibung gegeben. Es wird einfach als Koitus bezeichnet, der über eine längere Zeitspanne andauert, bevor Ejakulation eintritt.

12. *Maithuna.* Dies ist ein anderer Name für den Coitus reservatus. Ursprung und kulturelle Herkunft sind unbekannt. Doch der Name taucht in der Literatur auf und ist austauschbar mit Bezeichnungen, die verwendet werden, um eine Verlängerung des Geschlechtsaktes zu kennzeichnen.

13. *Kebbauzehs.* In Scott-Morleys »Encyclopedia of Sex Worship« wird dies als eine Methode verstanden, bei der die Frau ihre vaginale Muskulatur zusammenzieht, so daß Bewegungen beim Geschlechtsakt nicht notwendig sind, um zum Orgasmus oder zur Ejakulation zu kommen. Eine derartige Technik scheint nicht nur möglich, sondern auch recht wirkungsvoll. Wir wissen, daß ein Mann während des Geschlechtsaktes ausdauernder ist, solange er eine mehr passive Rolle einnehmen kann. In unserer Therapie geben wir oft den Ratschlag, daß die Frau die obere Stellung einnimmt und auch die Initiative bei den Beckenbewegungen ergreift, um ihrem Partner dabei zu helfen, länger durchzuhalten. Wir haben herausgefunden, daß eine ganze Zahl weiblicher Versuchspersonen ihre Beckenmuskulatur während des Geschlechtsverkehrs eingesetzt und dadurch ihre Partner unterstützt haben, multi-orgasmisch zu werden. Das geschah aus eigenem Antrieb.

14. *Männliche Kontinenz.* Hier handelt es sich um einen Begriff, der in der Oneida-Gemeinschaft verwendet wurde. Er scheint Mitte des neunzehnten Jahrhunderts aufgekommen zu sein, und ein Buch zu diesem Thema wurde von C. R. Noyes veröffentlicht. Was jedoch damit gemeint ist, konnten wir nicht feststellen.

15. *Dynamischer Coitus prolongatus.* Edwards' und Masters' Beschreibung zufolge ein wiederholter, kraftvoller Akt sexuellen Verkehrs. Seine Ausführung hängt ausschließlich von männlicher Potenz, Sensibilität und Willenskraft ab. Die Bewegungen sind anstrengend und gleichmäßig, und ein Aussetzen der Stoßbewegungen dauert nur wenige Sekunden an.

16. *Dharanaratt.* Dies wird von Edwards und Masters als langanhaltender Koitus beschrieben, bei dem die erotische Spannung über einen langen Zeitraum erhalten bleibt. Weder Orgasmus noch Ejakulation sollen angeblich dabei eintreten (der Umstand, daß beide getrennt Erwähnung finden, scheint uns ein Hinweis darauf zu sein, daß sie als unabhängig auftretende Phänomene angesehen worden sind). Von einem Mann wird berichtet, er sei in der Lage gewesen, lustvollen Verkehr mit mehr als zwanzig Frauen zu haben ohne ein Abflauen seiner Erregung. Diese Praxis scheint einen veränderten Bewußtseinszustand beim Manne hervorzurufen, ihm ein »Hochgefühl« zu vermitteln, das über längere Zeit andauert.

17. *Karezza* (oder *Carezza*). Alice Stocham, Feministin und leidenschaftliche Anwältin der Geburtenkontrolle Ende des neunzehnten Jahrhunderts, hat offenbar den Begriff, ›Karezza‹ geprägt. Sie schrieb ein Buch mit dem Titel »Karezza: Ethics of Marriage«, das eine moderne Adaptation der taoistischen und tantrischen Liebestechniken darstellt. In seinem Werk »Sex in History« vergleicht Tannahill Karezza mit der chinesischen und indischen Technik, einen Orgasmus ohne Ejakulation zu haben. Zugleich äußert sie die Vermutung, daß Karezza in der Oneida-Gemeinde praktiziert worden sei. Falls dem so gewesen ist, dann wurde sie wahrscheinlich hauptsächlich als Mittel der Geburtenkontrolle verwendet.

Alle diese Methoden unterscheiden sich durch kleine Einzelheiten voneinander, die ihnen etwas Einzigartiges verleihen. Dennoch ist unser Wissen darüber sehr spärlich. Selbst Praktiken aus neuester Zeit sind von einem Dunstschleier umgeben, der es schwierig macht, sie zu verstehen. Mit Bestimmtheit wissen wir, daß die Oneida-Gemeinschaft ihren Mitgliedern gestattete, sich Partner aus der Gruppe frei auszuwählen, und daß sie starke Vorbehalte gegen allzu enge Bindungen hatte. Erwiesen ist, daß in den fünfundzwanzig Jahren ihrer Existenz in der Oneida-Gemeinschaft nur sehr wenige Kinder geboren wurden.

Es gibt eine Beschreibung von Karezza in Scott-Morleys Buch »Encyclopedia of Sex Worship«, worin hervorgehoben wird, daß dabei keine Bewegungen ausgeführt werden. Dies ist ein Hinweis darauf, daß sie mehr dem tantrischen Yoga als dem Tao ähnelt. Morley-Scott bietet folgende Erklärung:

Karezza (auch Carezza), Geschlechtsverkehr zwischen einem Mann und einer Frau, bei dem keine koitalen Bewegungen ausgeführt werden und der eine Stunde oder länger dauert, ist eine Willenshandlung sowohl von seiten des Mannes als auch der Frau. Gelegentlich endet er spontan mit dem gleichzeitigen Orgasmus beider Beteiligten, wobei der Mann eine erhebliche Menge aufgestauten und zurückgehaltenen Spermas ausstößt und die Frau heftige vaginale Kontraktionen erlebt, während ihre Klitoris zittert und hochgradig erregt ist.

18. *Der mystische Weg.* Ein holländischer Autor, R. L. van Gulic, sprach in seinem Buch »Sexual Life of Ancient China« vom »Mystizismus des Coitus reservatus«. Immerhin war er bei seiner Vorstellung dieser Praktik ehrlich, denn er gibt zu, daß er die damit zusammenhängenden Vorstellungen nicht verstünde, obwohl er versucht, sie zu erklären.

19. *Die Alchimie der Ekstase.* Es gibt ganz offensichtlich markante Unterschiede zwischen den Methoden der Verlängerung des Geschlechtsverkehrs, obwohl manche Autoren alle miteinander bunt zusammengeworfen haben. Die Alchimie der Ekstase bezweckte ebenfalls die Zurückhaltung des Samens. Doch kann damit auch gemeint sein, daß eine retrograde Ejakulation praktiziert wurde. Dazu können wir nichts Genaueres sagen. Wie bei anderen fernöstlichen Techniken hing damit wahrscheinlich auch eine Kontrolle der Atmung zusam-

men. Welche Rolle sie gespielt hat, ist uns nicht bekannt. Was wir wissen, ist, daß die Zurückhaltung der Samenflüssigkeit und die bewußte Kontrolle der Ejakulation ein Teil dieser sexuellen Übung waren.

Nirgendwo fanden wir einen Hinweis auf multi-orgasmische Männer. Dennoch erbrachten unsere Untersuchungen, daß ein Mann, der den Geschlechtsakt über mehr als fünfzehn Minuten auszudehnen imstande ist, gewöhnlich mindestens einen Orgasmus hat, oftmals auch mehr. Waren derartige Orgasmen das eigentliche Ziel all dieser verschiedenartigen Techniken? Wieder können wir über die Antwort nur Mutmaßungen anstellen.

## Orgasmus versus Ejakulation

Was wir aus unseren Experimenten mit Bestimmtheit wissen, ist, daß Orgasmus und Ejakulation nicht unlösbar miteinander verbunden sind. Und folglich waren wir nicht überrascht, daß unsere Befunde von manchen wissenschaftlichen Arbeiten bestätigt werden. Kinsey berichtet, daß Kinder männlichen Geschlechts bis zur Pubertät zwar Orgasmen haben, jedoch nicht ejakulieren. Ebenso fand er heraus, daß ältere Männer, entweder bedingt durch Alter oder eine Verlangsamung der sexuellen Prozesse, gelegentlich nicht ejakulieren. Mellaril, ein Medikament, das heutzutage von vielen Männern bei hochgradigen Spannungen eingenommen wird, ist bekannt wegen seiner Wirkung, Ejakulation zu verhindern. Doch damit verhindert es nicht zugleich einen Orgasmus. In der Literatur, im Labor und in der Medizin finden sich deutliche Hinweise darauf, daß beide, Orgasmus und Ejakulation, nicht als untrennbare Einheit angesehen werden müssen.

## Warum soviel Geheimnis um diese Angelegenheit?

Während der vergangenen Jahrhunderte hat sich die Weltbevölkerung aufgespalten in die wohlhabende herrschende Klasse und die arme Unterklasse. Oft verbot die Religion den Armen Dinge, die für die Reichen eine Selbstverständlichkeit waren. Im Lesen wurden nur die Wohlhabenden unterrichtet, was ihnen gestattete, sexuelle Vergnügungen und Techniken zu entdecken, die sie in antiken Schriften nachlesen konnten. Das war den Armen versagt. Sexuelle Zerstreuung war nichts für den kleinen Mann. Sex war ein Mittel zur Fortpflanzung. Auch in der Gegenwart schränken Vorurteile gegen eine freizügige Sexualität oftmals Menschen der nichtprivilegierten Klasse in dem Wunsch nach einem erfüllten Geschlechtsleben ein. Derartige Vorurteile haben zu weitreichenden Konsequenzen geführt.

## Welche Vorurteile?

Solange die Fortpflanzung als wichtiger Bestandteil zum Ausgleich der Säuglingssterblichkeit angesehen wird, wird der Samenflüssigkeit ein großer Wert beigemessen. Diese Ehrfurcht gegenüber der »Lebensflüssigkeit« reicht weit in die Geschichte zurück. Es gab eine Zeit, da ein Bauer seinen Samen auf den Boden verspritzte, um sein Land fruchtbar zu machen. Und den Regen nannte man »Gottes Samen«. Bei einigen primitiven Völkern hat sich bis auf den heutigen Tag der Glaube an die Heiligkeit des Samens erhalten, weshalb die Praxis des Coitus reservatus überaus geschätzt war. Fortpflanzung war der wichtigste Grund für den Koitus, Lustempfinden, insbesondere für Frauen, wurde keine Bedeutung beigemessen. Daher finden wir wenig Auskünfte in den alten Schriften. Oftmals beschränkten sie sich auf Verbote von Homosexualität und Prostitution. Es finden sich auch Hinweise an Frauen, wie sie sich ihren Ehegatten gegenüber zu benehmen haben; Angaben, wieviel Frauen ein Mann haben durfte und auch Anleitungen, wie lange der Geschlechtsverkehr dauern sollte.

## Die Bibel

Die Bibel nimmt Bezug auf die Dauer des Geschlechtsverkehrs und die Fähigkeit eines Mannes, viele Gespielinnen zu befriedigen. König David und König Salomon waren offensichtlich sehr potente, virile Männer. Von David wird berichtet, er habe an einem Abend aufeinanderfolgend dreizehnmal Geschlechtsverkehr gehabt. Von Samson wird behauptet, er habe im Laufe seiner sexuellen Handlungen unaufhörlich ejakuliert.

## Das frühe Persien, Indien und Griechenland

Schriften aus Alt-Persien berichten über Männer, die sich der Fähigkeit zu langanhaltender Geschlechtslust erfreuten. Das geht aus den Erzählungen über Vis und Ramin und denen über Khisrau hervor. Doch hauptsächlich beschreiben sie die Mühen und Leiden zweier Liebender; sexuelle Aktivitäten werden nur beiläufig erwähnt, die platonische Liebe wird gepriesen.

Der Literatur zufolge machten in Indien Brahmanische Erotiker – wie auch die im antiken Griechenland – geradezu eine Wissenschaft aus verlängerter Schwellung und verzögertem Orgasmus. Es gibt spezielle Anleitungen, wie ein Mann seine Lust über eine halbe Stunde kunstreich verlängern kann und sich dadurch auf eine harmonische Ehe vorbereitet. Das scheint darauf hinzudeuten, daß die Lust gemeinsam erlebt wurde und für Mann und Frau als gleichermaßen wichtig galt. Doch der Hauptgrund für den Coitus reservatus bezog sich auf die Gesundheit und das Wohlergehen des Mannes, nicht auf seine Fähigkeit, eine Frau zu befriedigen und ihr zu gefallen.

Wir können aus dieser Übersicht ersehen, daß die Vorstellung einer verlängerten sexuellen Lust keineswegs neu ist. Sie war in der Vergangenheit eingebunden in das religiöse Ritual und meistens auf bestimmte Gruppen beschränkt wie etwa die Königsgeschlechter oder die Reichen und Wohlhabenden. Doch trotz aller Beschränkungen war sie bekannt und wurde praktiziert.

## Christliche Einflüsse

Wir haben bereits erwähnt, wie das Thema Fortpflanzung von der Kirche des Frühchristentums behandelt worden ist. Sexualität galt als Pflicht unter Ausschaltung von Lustgefühlen. Durch Belehrung ihrer Gläubigen, daß die »Dinge des Leibes« »Teufelswerk« seien, gelang es der Kirche, die Sexualität unter Kontrolle zu halten. Bis in die jüngste Zeit konnte sich in den meisten christlichen Gemeinschaften die Vorstellung nicht durchsetzen, daß das Geschlechtliche ein natürliches Vergnügen ist, dessen man sich nicht zu schämen brauche.

Doch heute beeinflussen neben der Religion auch andere Dinge das Denken. Sobald eine Gesellschaft im Wohlstand lebt, wird Lust als ein Recht empfunden. Folglich hat sich die Einstellung auf ganz natürliche Weise gewandelt. Heute halten wir die Lust für etwas Positives und gestehen Männern und Frauen das gleiche Recht darauf zu.

Heutzutage behindern gewisse Einstellungen die sexuelle Genußfähigkeit und hemmen das Streben nach dem multiplen Orgasmus. Da gibt es so schöne Sprüche wie:
Du sollst keine Zeit vergeuden. Zeit ist Geld. Arbeit ist die einzig wirklich befriedigende Betätigung.

Sie wecken Schuldgefühle, die Ihnen den Weg zu Lust und Freuden versperren.

Also gönnen Sie sich Zeit. Entspannen Sie sich. Lassen Sie Schuldgefühle beiseite und überlassen Sie sich ganz der Lust.

## *Hat es das in jüngerer Zeit gegeben?*

In der Vergangenheit war die Zeit zur Muße nur den Wohlhabenden vergönnt. Sexuelle Lust wurde von den Armen als sündig und von den Reichen als wesentlich angesehen.

Solange Empfängnis das vorrangige Motiv für den Geschlechtsverkehr war, mußten die Wohlhabenden einige annehmbare Gründe zur Rechtfertigung der verlängerten Geschlechtslust erfinden. Wahrscheinlich hat man daraus die Theorie entwickelt, daß die Verlängerung geschlechtlicher Lust (einschließlich Hinauszögerung der Ejakulation oder gar Vermeidung) der Gesundheit der Beteiligten zuträglich sei. Ziel war noch immer die Ejakulation, doch sie wurde kontrolliert und sollte erst zum rechten Zeitpunkt stattfinden. Diese Rationalisierung machte das ganze annehmbar.

Diese Vorstellung hat sich bei uns nicht durchsetzen können. Regelmäßig begegnen uns Klienten, die es als wesentlich ansehen zu ejakulieren, selbst wenn sie nicht den Wunsch nach Kindern haben oder ihre Partnerinnen nicht mehr in dem Alter sind, Kinder zu empfangen. Sollte damit männliche Überlegenheit bewiesen werden? Es gibt immer noch hartnäckige Vorurteile gegen die Lust um ihrer selbst willen, und die Meinung, ein Mann könne nur dann Freuden akzeptieren, solange sie sich in vernünftigen Grenzen halten, ist nicht auszurotten.

Vor einigen Jahren brachte ein wohlhabender Amerikaner seine sexuell unbefriedigte, nicht zum Orgasmus fähige Partnerin zu uns in Behandlung. Als ihm eröffnet wurde, daß ihr Problem gelöst werden könnte, sobald er gelernt habe, beim Liebesspiel ausdauernder zu sein, bevor er einen Orgasmus erreiche, verlor er jedes Interesse. Je schneller ein Mann ejakuliere, meinte er, desto mehr sei er ein wahrer Mann. Er sah seine Männlichkeit gefährdet.

Andere Gründe, die Männern dabei im Wege stehen, multiorgasmisch zu werden oder Sex über einen längeren Zeitraum zu genießen, hängen mit der Vorstellung zusammen, daß Ejakulationen schwachsinnig machen (das alte Trauma von der verlorenen Lebenskraft) und nur selten erlebt werden sollten. Da wurden Heranwachsende vor Masturbation gewarnt mit der Behauptung: »Jedem Mann steht nur eine begrenzte Anzahl von Ejakulationen zur Verfügung. Wenn du sie vergeudest, verlierst du deine Fähigkeit womöglich bereits in jungen Jahren vollständig und kannst dann niemals wieder einen Orgasmus haben.«

Ein Mann, der daran glaubt, wird nicht wagen, seinen »Vorrat« an Orgasmen durch Masturbation aufs Spiel zu setzen und aufzubrauchen. Wenn er die Angst vor dem Aufbrauchen eines begrenzten Orgasmusvorrats auch noch mit der Idee verbindet, daß er seine Männlichkeit dadurch beweise, möglichst schnell fertig zu werden, dann ist er hinreichend blockiert, jemals die Fähigkeit zu erlernen, multi-orgasmisch zu werden. Allerdings setzen solche Männer sich auch äußerst selten derartige Ziele.

Hat dagegen ein Mann lediglich den Wunsch, Kontrolle über seine Ejakulationen zu erlangen, ist es leicht, ihn gleichzeitig darin zu unterrichten, wie er multiple Orgasmen haben kann. Diese Klienten erleben oftmals retrograde Ejakulationen, mit denen sie sich sehr gut abfinden können.

Durch umfangreiche Belege aus der Vergangenheit sind wir durchaus in der Lage, solchen Männern zu einer Kontrolle über ihre Ejakulationen zu verhelfen, wie sie in alter Zeit angewendet worden ist. Frühe Kulturen verfügten offenbar über bessere Methoden als wir, die Ejakulation zu steuern und retrograde Ejakulationen hervorzurufen. Diese Technik wurde, so scheint es, als Methode zur Geburtenkontrolle eingesetzt und erwies sich als sehr wirkungsvoll.

Nach unseren Erfahrungen allerdings treten retrograde Ejakulationen mehr durch Zufall als gezielt auf. Männer scheinen dadurch einigermaßen beunruhigt, da ihrem Gefühl nach Ejakulation notwendig sei, um einen Orgasmus zu haben. Sie halten sich für unzulänglich, wenn sie nicht auf »normale« Weise ejakulieren können. Transurethrale Prostatachirurgie verursacht retrograde Ejakulationen.

Wir unterhielten uns kürzlich mit einer Versuchsperson, einem Arzt, der ausgedehnte Studien im Bereich der menschlichen Sexualität durchgeführt hatte. Er mußte sich einer transurethralen Operation unterziehen und erzählte, daß er gesteigerte sexuelle Lustempfindungen habe und multi-orgasmisch geworden sei. Seine Frau bestätigte die Aussage. Sie meinte, daß sie jetzt häufiger Geschlechtsverkehr hätten als vor seinem Eingriff und daß ihr Beieinandersein länger dauere als in der Vergangenheit.

## Sex und Religion

Wie wir bereits gehört haben, stand in früheren Zeiten die Verlängerung des Geschlechtsaktes direkt mit der Religion in Beziehung. Unsere puritanische Vergangenheit verführt uns zu der Annahme, daß jedes Eintreten für ein ausgedehntes Liebesspiel in weniger weit zurückliegender Zeit antireligiös gewesen sei. Das ist jedoch nicht wahr.

John Humphrey Noyes, das Oberhaupt der Oneida-Gemeinschaft, war ein geweihter Prediger. Sein Eintreten für verlängerten Sex beruhte auf seinen religiösen Glaubensüberzeugungen. Und die gesamte Gemeinschaft war schließlich durchdrungen von starken religiösen Impulsen.

Warum konnte es zu der Verbindung zwischen Religion und Sexualität, zwischen Geistigem und Körperlichem kommen, insbesondere während geschichtlicher Perioden, in denen Fortpflanzung wichtig und notwendig war? Über die Gründe können wir nur rätseln.

Wir vermuten, daß diese Verbindung bereits ursprünglich angelegt gewesen ist, da Sexualität zur Fortpflanzung notwendig war und nach göttlichem Gebot, »fruchtbar zu sein und sich zu mehren«, ausgeführt werden durfte. Als dann die Menschen den Geschlechtsakt ausdehnten und herausfanden, daß dabei ein einzigartiges Gefühl des Einsseins entstand, hielten sie diese Empfindung für etwas Spirituelles. Auch Männer mit der Fähigkeit zu multiplen Orgasmen berichten oft von einem »Hochgefühl«, wenn sie sich über einen längeren Zeitraum dem Liebesspiel überlassen. Derartige »Hochgefühle« wurden in der Vergangenheit als »Gaben der Götter« angesehen.

## Die Oneida-Gemeinschaft

Die Enkelin von John Humphrey Noyes, dem Oberhaupt der Oneida-Gemeinde, Constance Noyes Robertson, verfaßte die wohl ausführlichste Beschreibung der Oneida-Gemeinschaft in ihrem Buch »Oneida-Community: An Autobiography, 1851–1876«. Ihre Eltern lebten in dieser Gemeinde, und sie wuchs darin auf und kannte viele der Gründungsmitglieder.

Sie stellt fest, daß »männliche Kontinenz« wesentlich für eine neu entstandene Gruppe sein mußte, die sich keine Kinder leisten konnten. Sie war ein zentrales Thema dieser Bewegung, und von allen Männern wurde verlangt, sie zu praktizieren. Das Lernen wurde nicht dem Zufall überlassen. Offene Aussprachen der Gemeindemitglieder, in denen Männer und Frauen Redefreiheit besaßen, führten zu der Entscheidung, daß die Älteren unter den Gemeindemitgliedern die Jüngeren anleiten sollten.

Constance Noyes Robertson macht in ihrem Buch keine näheren Angaben darüber, auf welche Weise das geschah. Zweihundertfünfzig Menschen lebten fünfundzwanzig Jahre zusammen; die Männer praktizierten Enthaltsamkeit und entdeckten darin eine wirkungsvolle Methode der Bevölkerungskontrolle. Sexuelle Nähe war Bestandteil einer allgemeinen Liebesgemeinschaft. Eine Empfängnis durfte nur dann stattfinden, wenn die Gemeinde zustimmte – in einem solchen Fall durch Verheiratung genetisch ausgesuchter Partner.

Reverend Noyes soll nach dem Zeugnis seiner Enkelin auf den Gedanken für diese Lebensform durch den Vers in Genesis 2,1 angeregt worden sein: »Gott erschuf die Frau, da er sah, daß es für den Mann nicht gut sei, allein zu sein.« Dem Vernehmen nach hat er lange geforscht, bis er eine Methode zum Geschlechtsverkehr ohne Empfängnis fand, nachdem seine Frau, die er innig geliebt hatte, im Kindbett gestorben war. Empfängnis, so meinte er zur Begründung, sei nicht notwendig in einer Verbindung, die Gott zwischen Mann und Frau gestiftet habe. Es gab in seiner Gemeinschaft keine zufälligen Geburten. Innerhalb der ersten vier Jahre ihres Bestehens wurde dort nur ein einziges Kind geboren, was dafür spricht, daß die verwendete Methode sehr wirkungsvoll gewesen ist.

Noyes unterschied zwei Arten des Geschlechtsverkehrs: »die eine nur als gemeinschaftliche Sache und die andere zur Fortpflanzung«, und gelangte zu dem Schluß, daß die zur Zeugung führende Art nur dann ausgeführt werden solle, wenn Schwangerschaft beabsichtigt sei und beiderseitiges Einverständnis herrsche.

Offensichtlich war allen Männern sehr daran gelegen, die Technik zu erlernen. Die Gemeinschaft praktizierte sexuelle Freizügigkeit in Partnerbeziehungen und zwischen Paaren, so daß jeder Mann, der es nicht schaffte, die Kontrolle über sich zu erlernen, Schwierigkeiten hatte, eine Partnerin zu finden, die sich mit ihm einlassen wollte.

Tannohill zufolge vertrat Noyes seine Technik, die er Karezza nannte, mit der Überzeugung, daß sie die sexuellen Bedürfnisse der Männer und Frauen befriedigt, eine unmäßige und repressive Zeugung vermeidet, die zu jener Zeit beinahe allgemein üblich war, und daß sie dennoch nicht die Verwendung unnatürlicher, ungesunder und schamloser Mittel, wie etwa

Kondome, Scheidenschwämmchen und Spülungen erforderte, die natürlich alle Liebesgefühle ersticken müssen.

Mitglieder dieser Glaubensgemeinschaft hielten Kontinenz für eine wichtige Voraussetzung zu einem guten Gesundheitszustand und langer Lebenserwartung. Es gibt jedoch noch einige andere Erklärungen. Die Gemeinschaft sorgte bei all ihren Mitgliedern für Beteiligung an produktiver Arbeit, und die wiederum scheint einen wohltuenden Einfluß auf Menschen zu haben. Während des Zweiten Weltkriegs, als ältere Menschen in großer Zahl in Arbeiten eingespannt waren, ging ihre Sterblichkeitsrate auffällig zurück.

Ein weiterer Faktor könnte eine bessere medizinische Betreuung in der Gemeinschaft gewesen sein. Gefühlsmäßige Zuwendung und das Zugehörigkeitsgefühl mögen ebenfalls die Lebenserwartung erhöht haben.

Doch trotz dieser Vermutungen sollten wir bedenken, daß es schon immer Hinweise darauf gegeben hat, daß die Zurückhaltung der Ejakulation zu guter Gesundheit beitrage. Solange dieser Aspekt nicht gründlich untersucht worden ist, können wir nicht mehr tun, als diese Möglichkeit zur Kenntnis nehmen; solange keine verläßliche Beschreibung der von der Oneida-Gemeinschaft verwendeten Methode vorliegt, können wir vermuten, daß einige – wenn nicht alle – Männer in jener Gruppe Orgasmen ohne Ejakulation hatten und nicht nur retrograde Ejakulationen.

## Wodurch wird ein Mann zum Frauenheld?

In den Kulturen des Ostens, in denen wohlhabende Männer viele Frauen oder Konkubinen hatten, war ein Mann gesellschaftlich hoch angesehen, der imstande war, alle seine Frauen sexuell zu befriedigen. Mit diesem Motiv im Hintergrund hatten die Männer in solchen Gesellschaften ausreichende Gründe, die Fähigkeit zum multiplen Orgasmus zu entwickeln oder zumindest

Techniken zu beherrschen, den Orgasmus über eine längere Spanne hinauszuzögern.

In unserer Kultur ist die Motivation eine andere. Doch diejenigen Männer, die sich einen Ruf als »Frauenhelden« erwarben, haben anscheinend auch über die Fähigkeit verfügt, den Koitus über lange Zeit auszudehnen.

Wir alle haben schon von den legendären Liebhabern gehört, denen es anscheinend gelungen ist, jede Frau zu bezaubern, der sie begegneten. Don Juan zum Beispiel soll imstande gewesen sein, viele Frauen zu verführen. Man sagte ihm die Fähigkeit nach, beim Geschlechtsverkehr unermüdlich lange durchzuhalten.

»The Life and Loves of Frank Harris« handelt von einem anderen berühmten Liebhaber, der sich allein dadurch Anspruch auf Ruhm erworben hat, daß er auf eine »besondere Art« mit Frauen umging und unablässig mit ausgedehntem Geschlechtsverkehr beschäftigt war.

Wir haben Ali Khan bereits erwähnt, der bei Frauen in einem ähnlichen Ruf stand, was er dem Umstand verdankte, daß er Imsak praktizierte.

So außergewöhnlich diese Fähigkeit scheint, wünschen sich heutzutage doch viele Männer, daß auch sie darüber verfügen können. In ihrem Wunsch nach größerer sexueller Kompetenz scheinen die Männer oftmals nicht unterscheiden zu können, ob sie nun größeres »Durchstehvermögen« haben wollen, oder ob sie für Frauen so attraktiv sein möchten, daß sie sich unter den schönsten Frauen der Welt die eine oder andere suchen können.

Frauen, die die Aufmerksamkeit eines Don Juan, Frank Harris oder Ali Khan erringen konnten, sind offenbar nicht enttäuscht worden, was dafür spricht, daß beide Partner etwas davon haben, wenn der Mann es schafft, lange bei der Sache zu bleiben.

## Sie müssen richtig atmen

Sie werden sich aus den von uns zitierten Schriften der Chinesen daran erinnern, daß die Atmung großen Einfluß auf die Ausdauer des Mannes hat. Auch wir konnten feststellen, daß gewisse Atemtechniken wirkungsvoll eingesetzt werden können, wenn ein Mann sich darum bemüht, multi-orgasmisch zu werden. Übrigens beeinflußt eine richtige Atmung auch die weibliche Orgasmusfähigkeit. Wir sind nach gründlicher Beobachtung unserer Versuchspersonen zu der Schlußfolgerung gelangt, daß der Orgasmus leichter kontrolliert werden kann, wenn ein Mann schnell atmet, oder daß er seinen Atem anhalten sollte, wenn er spürt, daß der Punkt der ejakulatorischen Unvermeidbarkeit gekommen ist.

## Es gibt noch weitere Faktoren

Aus unserem Schriftmaterial können wir folgern, daß der Mann, der einzig die Ausstoßung seiner Samenflüssigkeit verhindern wollte, nur lernen mußte, jenes Ventil zu kontrollieren, das bei normaler sexueller Betätigung dafür sorgt, daß das Ejakulat in die Blase umgeleitet wird.

Tannahill sagte dazu: »Was mit dieser Methode tatsächlich – nicht in der Theorie – erreicht wurde, war eine Umleitung der Samenflüssigkeit vom Penis in die Blase, aus der sie dann beim Urinieren ausgeschieden wurde.«

Vielleicht ist diese Vermutung richtig. Wir stellten fest, daß in der Literatur aus östlichen Kulturen, die wir erfaßt haben, nirgendwo eine derartige Praktik erwähnt wird und auch keine Anleitung zu ihrer Beherrschung gegeben wird. Die Tatsache, daß man ernsthaft glaubte, ein Mann könne seinen Samen bewußt ins Gehirn umleiten, scheint eher darauf hinzuweisen, daß ihnen nicht bekannt gewesen ist, daß er wahrscheinlich in die Blase geflossen war. Die »trockenen Orgasmen«, die nach einer Ejakulation eintreten, werden anscheinend nicht so stark empfunden wie die, von denen unsere multi-orgasmischen Männer berichtet haben.

Dennoch bleiben gemeinhin die Wissenschaftler in der Täuschung befangen, daß Orgasmus und Ejakulation identisch seien und berufen sich auf die alten Praktiken nur in der einen Hinsicht, daß mit ihnen in Wirklichkeit nur eine Verzögerung des Orgasmus erreicht werden könne. In seinem Beitrag *Report* in der Zeitschrift *Siecus,* Band 10, Nummer 2, vom November 1981 bemerkt Alex Cross: »Die gesamte Geschichte beweist, angefangen mit den Verfechtern des indischen Tantra, den Liebespraktiken der Troubadoure, mindestens einigen Spielarten aus dem Amerika des neunzehnten Jahrhunderts und laut Zeugnis einiger anerkannter französischer Mediziner der Neuzeit, daß die Praxis ausgedehnter, lustvoller Liebesakte ausgeübt wird, um Menschen oder Gruppen auszuwählen.«

Er erklärt weiter, daß zu dieser Praktik auch die Zurückhaltung des Orgasmus gehöre, da der Orgasmus dem Geschlechtsakt ein Ende setze. Er behauptet, daß die Techniken dazu in China noch immer angewendet würden.

Wir hatten Gelegenheit, eine chinesische Versuchsperson zu testen, die multiple Orgasmen hatte. Genau wie bei unseren anderen multi-orgasmischen Testpersonen hatte auch er Orgasmen ohne Ejakulationen, die für ihn überaus befriedigend waren. Nach der ersten Serie von Orgasmen ohne Ejakulationen hätte er jederzeit an jedem Punkt unterbrechen können und hätte Befriedigung empfunden, obwohl er keinerlei Samenflüssigkeit abgesondert hatte.

## Nicht alle Frauen schätzen »trockene Orgasmen«

Es gibt Frauen, die das Gefühl haben, ein Mann weise sie zurück, wenn es ihm während des Orgasmus nicht gelingt, zu ejakulieren. Sie können nicht glauben, daß ein Mann echte

Erregung verspürt hat, wenn er keinen Samen ausspritzt. Wir sind dieser Auffassung auch in der Therapie begegnet, insbesondere bei älteren Ehepaaren. Eine Frau folgerte daraus, daß ihr Mann wohl eine Freundin habe, eine andere befürchtete, daß ihr Mann sie nicht mehr liebe. Das kann durchaus ein Hindernis sein für einen Mann, der multi-orgasmisch werden will. Sobald er oder seine Partnerin das Ejakulat als ein wesentliches Beweisstück für einen vollkommenen Liebesakt betrachten, wird es ihnen schwerfallen, zu lernen, wie man einen Orgasmus ohne Ejakulation erleben kann.

## Der Penis ist ein Zauberstab

Die Menschen der Frühzeit verehrten und beteten den Penis an. Seine Fähigkeit, steif zu werden, wurde als etwas Magisches angesehen. Reste dieses Glaubens haben sich in den Namen erhalten, die Männer ihrem Glied geben. Ein Penis wird ein Holz, ein Prügel, ein Stock, ein Mast, ein Riemen, ein Schaft, eine Stange, ein Stab genannt. Die Ähnlichkeit mit dem Stab eines Zauberers ist auffallend. Es gibt Bibelstellen, in denen ein Mann einem anderen einen Eid schwört und dabei seine Hand auf das Genital des anderen legt, um die Feierlichkeit seines Schwurs zu bekunden. Obwohl die meisten modernen Männer wohl kaum zugeben würden, daß sie ihr Glied als heilig ansehen, ist zumindest für uns seit 1968, also seit der systematischen Erfassung sexueller Fallgeschichten, offensichtlich geworden, daß zumindest einige Männer ihren Genitalien durchaus diese Bedeutung beimessen.

Emely, die mit ihrem Mann zu uns in die Therapie kam, erzählte uns folgendes: »Es war grauenhaft. Je kränker ich war, desto häufiger und mehr wollte er Sex. Ich mag Sex, damit Sie mich nicht falsch verstehen. Doch manchmal ging es mir so schlecht, daß ich daran keinen echten Spaß finden konnte. Als ich einmal aus dem Krankenhaus nach Hause kam und mich noch immer sehr krank fühlte, bestand er darauf, jede Nacht mit mir zu schlafen. Ich stellte mir vor, daß es ihm wichtig war; vielleicht hatte er mich mehr vermißt als ich geglaubt hatte. Also ließ ich es geschehen. Ich fühlte mich danach im allgemeinen tatsächlich besser, und ich kam sogar zum Orgasmus.«

Sie fuhr fort: »Dann, eines Nachts, kam alles heraus. Als wir fertig waren, sagte er zu mir: ›Da, das war's. Jetzt müßtest du dich besser fühlen.‹ Da erkannte ich, daß er glaubte, er könne mir dabei helfen, gesund zu werden. Er dachte tatsächlich, Geschlechtsverkehr könnte wie eine magische Kur wirken, und sein Ejakulat verfüge über magische Kräfte.«

Diese Einstellung seitens des Mannes ist auch während anderer Sitzungen mit anderen Ehepaaren zu Tage getreten, so daß man also nicht von einem isolierten Phänomen sprechen kann. Einer unserer jungen Klienten, Tony, brachte seine Gefühle mit den Worten zum Ausdruck: »Ich verliere meine Kraft, wenn ich ejakuliere. Das würde mich entmannen.«

Er beschäftigte sich intensiv mit östlicher (indischer) Philosophie und hatte durch und durch negative Ansichten über die Masturbation. Das ist nicht verwunderlich, wenn man bedenkt, daß die frühe indische Literatur von der Wichtigkeit spricht, das Ejakulat zurückzuhalten.

Indien ist nicht das einzige Land, in dem dem Samenerguß große Bedeutung beigemessen wird oder die Genitalien verehrt werden. Wenn zum Beispiel bei den Maori ein Zauber angewendet wurde, dann legte die Person, die den Zauber herbeibeschwor, die Hand auf die Genitalien, um ihm übernatürliche Kraft oder Macht zu verleihen. Dieser Brauch findet sich auch in anderen südpazifischen Kulturen. In Italien wird die Macht des Penis durch Gesten verkörpert. Die *Fica* oder der berüchtigte »Finger der Schande« ist ein Beispiel für diese Übertragung magischer Eigenschaften. In dieser Geste stellt der Finger den Penis dar und die geschlossene Faust die Hoden. Dieselbe Geste findet sich in der Kultur des antiken Rom und in den frühen Perioden Griechenlands.

Wir haben bereits den biblischen Eid erwähnt, bei dem die Hand auf den »Schenkel« gelegt wurde, ein Euphemismus, mit dem der heilige Johannes den Penis umschrieben hat. Noch heute findet sich dieser Brauch in einigen Teilen Marokkos.

Ein Buch, in dem das »Recht der ersten Nacht«, *ius primae noctis,* abgehandelt wird, vermerkt, daß dem Feudalherrn der erste sexuelle Kontakt mit einer Frau zustand, welchen Standes sie auch sein mochte. Es scheint, daß dieser Vorgang mehr ausdrückte als die Macht des Herren über das Gesinde oder die Günstlinge oder seinen Wunsch nach neuen Eroberungen befriedigte. Dieser Handlung wurden magische Qualitäten beigemessen. Das wird auch bestätigt durch das Alter dieses Brauches und den Umstand, daß er sich in vielen Kulturen findet. Eindeutige Hinweise darauf haben wir in der frühen isländischen und antiken römischen Literatur gefunden und im Talmud.

Es gibt dafür mehrere Erklärungen. Womöglich glaubte man, daß die Magie des älteren Königs mächtiger wirke als die des jungen Bräutigams, und er eher imstande sei, den Weg zu bereiten angesichts der vielen Risiken, die es mit sich bringt, »eine Jungfernschaft zu brechen«. Jedenfalls ist dies nur eine von vielen Anspielungen auf die Potenz und Bedeutung der männlichen Genitalien. Ihr Vorhandensein sollte uns nicht überraschen. Schließlich ist die Geschichte seit ihren Anfängen von Männern beherrscht worden.

Sobald wir mit einem Mann die Möglichkeit erörtern, sein sexuelles Verhalten zu verändern, um multi-orgasmisch zu werden, begegnen wir oftmals irrationalen Einwänden, die sich nicht etwa auf wissenschaftliche Erkenntnisse stützen, sondern auf Aberglauben aus vergangener Zeit, den auch moderne Erziehung nicht beeinflussen konnte. Falls manche dieser Einstellungen Sie bei Ihrem Versuch, unseren Anleitungen zu folgen, behindern, müssen Sie sie überwinden, ehe Sie zum Erfolg gelangen können.

## *Was sagen andere Wissenschaftler dazu?*

Wir sind nicht die einzigen, die den Gedanken geäußert haben, daß Orgasmus und Ejakulation möglicherweise nicht ein und dasselbe sind. In der amerikanischen Literatur der Gegenwart findet sich sogar schon 1959 die erste Erwähnung, in der eine solche Trennung in Betracht gezogen wird. In einem Artikel der Zeitschrift *Sexology* vom Mai jenes Jahres mit dem Titel ›The Facts about Ejaculation‹ schrieb K. W. Secor: »... obwohl manche Leute diese beiden Begriffe für austauschbar halten und sie so verwenden, sind in Wirklichkeit die Klimax und die Ejakulation zwei verschiedene Prozesse, wenngleich sie beim Manne fast immer einander begleiten.«

Viele Erkenntnisse, die wir über multiorgasmische Männer bekommen konnten, erhielten wir im Anschluß an eine Reihe von Seminaren, die wir Mitte der siebziger Jahre in den USA abhielten. Im Laufe dieser Zeit kamen wir mit etwa zehntausend Fachkollegen auf diesem Gebiet im ganzen Land in Kontakt. Wann immer wir auf das Thema zu sprechen kamen, behaupteten mindestens zwei oder drei Männer, daß sie multiorgasmisch seien – und bei denjenigen, die wir testen konnten, erwies sich ihre Behauptung auch als zutreffend. Eine ganze Anzahl von Frauen behauptete ebenfalls, solche Partner erlebt zu haben.

Erst kürzlich kam ein anerkannter Gynäkologe nach unserem Vortrag zu uns und beglückwünschte uns zu unserer Dokumentation. Er erklärte, daß er Männer darin unterrichtet habe, multi-orgasmisch zu werden, um das Geschlechtsleben der Frauen, die zu ihm in Behandlung kamen, befriedigender zu gestalten. Er hatte den Eindruck gewonnen, daß dadurch das

Sexualleben der behandelten Frauen auch wirklich verbessert wurde. Nicht allein die Frauen profitieren davon, wenn ein Mann es lernt, multi-orgasmisch zu sein; auch der Mann entdeckt neue Höhepunkte der Lust bei einem Akt, der früher oft nur wenige Augenblicke andauerte. Zugleich hat er Orgasmen, die weitaus intensiver sind.

## Kinsey

Kinsey, Pomeroy und Martin fanden in ihrem inzwischen berühmt gewordenen Buch über die männliche Sexualität heraus, daß das herkömmliche Reaktionsschema bei Dreivierteln der amerikanischen Männer so aussieht, daß sie nach weniger als zwei Minuten der Stimulation ejakulieren.

Kinsey und seine Mitautoren bemerkten in ihrer Studie über die männliche Sexualität auch, daß von den befragten Männern »... dreihundertachtzig irgendwann als Heranwachsende oder im Erwachsenenalter ein Vorspiel gab, bei dem es regelmäßig zu multipler Ejakulation kam«. Beachten Sie das Wort »Ejakulation« anstatt »Orgasmus«! Offensichtlich glaubt Kinsey, daß beide dieselbe Bedeutung haben. Sehr interessant dabei ist, daß Kinsey unter Bezugnahme auf wiederholte Orgasmen bei Jugendlichen und einigen Erwachsenen von »multipler Ejakulation« spricht, er aber dennoch in seinen Forschungen stets zwischen Orgasmus und Ejakulation deutlich unterschieden hat. Der Grund dafür ist, daß er (präadoleszente) männliche Jugendliche und einige erwachsene Männer gefunden hatte, die sich einem bestimmten chirurgischen Eingriff unterziehen mußten und danach Orgasmen ohne Ejakulation hatten. Er entdeckte auch Männer, die mehrere orgasmische Reaktionen hatten, bevor die Ejakulation eintrat. Wir haben dasselbe Phänomen in unserer eigenen Forschungsarbeit feststellen können, ebenso Fälle, in denen der Orgasmus nach der Ejakulation eintrat.

Trotz dieser wissenschaftlichen Befunde ist das Zugeständnis multipler Orgasmen bei Männern unter Wissenschaftlern relativ neu. Aus demselben Grund wurde sogar die Fähigkeit der Frauen zu multiplen Orgasmen von Kinsey keineswegs als üblich angesehen, da er darauf hinweist, daß vierzehn Prozent der von ihm ausgewählten Testpersonen bei der Vorbereitung seines Buches »Das sexuelle Verhalten der Frau« davon sprachen, zwei oder mehr Orgasmen gleichzeitig gehabt zu haben. Er gelangt zu der Schlußfolgerung, daß, obgleich es den Anschein habe, daß einige Frauen multiple Orgasmen hätten, es doch erdrückende Beweise dafür gäbe, daß nur wenige die Fähigkeit dazu besäßen.

Wenn ein Mann einen Orgasmus ohne Ejakulation haben kann, kann er dann auch ejakulieren, ohne einen Orgasmus zu haben? Kinsey glaubte das nicht. Wir sind jedoch in der Therapie etwa einem Dutzend Fällen begegnet, in denen der Mann darüber klagte, daß er ejakuliere, ohne einen Orgasmus zu haben, wodurch das sexuelle Beisammensein ohne Befriedigung für ihn selbst oder seine Partnerin frühzeitig beendet wurde. Wir vermuten allerdings, daß zumindest einige von ihnen ihren Orgasmus nicht wahrnehmen konnten. In allen Fällen konnten wir den Männern helfen.

Kinsey berichtete über fünf Männer, die den Coitus reservatus praktizierten. Zusammenfassend stellt er fest: »Diese Männer erlebten echte Orgasmen, die sie ohne Schwierigkeit erkannten, auch wenn sie nicht von einer Ejakulation begleitet waren.« Aus seinem Bericht geht nicht hervor, ob diese Männer nur einen einzigen oder viele Orgasmen hatten; wir können auch nicht mit Sicherheit sagen, ob diese Männer direkt getestet wurden oder ihm im Laufe eines Interviews davon berichteten.

## Masters und Johnson

Masters und Johnson stellten 1966 fest, daß einige Männer unter dreißig Jahren »... innerhalb von Minuten Orgasmus und Ejakulation wiederholten, und dies ohne eine längere Erholungsphase«. Dieses Phänomen sei bei älteren Männern nicht aufgetreten. Zwölf Jahre später bemerkt Masters in einem persönlichen Briefwechsel, daß »... wir im eigentlichen Sinne keine signifikanten Daten über eindeutig multi-orgasmische Männer besitzen, sofern man diese Erfahrung mit den multi-orgasmischen Fähigkeiten der Frau vergleichen und würdigen will ...«. Auch hier wiederum ist auffallend, daß Masters von der Ejakulation als einem wesentlichen Bestandteil des Orgasmus spricht.

Masters und Johnson begegneten in ihrer Forschungsarbeit keinen Männern mit multiplen Orgasmen. Doch das kann uns nicht überraschen. Sie haben nicht speziell nach diesem Phänomen gesucht, wie wir das in unseren späteren Untersuchungen getan haben. Ein weiterer Umstand ist der, daß die Aufzeichnungsgeräte heutzutage weitaus differenzierter und feiner im Erfassen der Reaktionen sind als in den fünfziger und sechziger Jahren, als Masters und Johnson ihre Forschungen durchführten.

## Die Robbins-Jensen-Untersuchung

In ihrem Artikel »Multiple Orgasms in Males« in *The Journal of Sex Research,* Band 14, Nummer 1, aus dem Jahre 1978, bemerkten Mina B. Robbins und Gordon D. Jensen, daß sie in jüngster Zeit das Phänomen des multiplen Orgasmus bei Männern festgestellt hätten. Genau wie wir erkannten diese beiden Wissenschaftler, daß es sich um das multi-orgasmische Phänomen handelt, in dem Orgasmus mit jeder Ejakulation auftritt und typischerweise auch ohne Ejakulation stattfinden kann.

Gewiß erheben wir nicht den Anspruch, multiple Orgasmen bei Männern erstmals entdeckt zu haben. Was wir getan haben, ist, sie aufzuzeichnen und physiologisch zu bestimmen. Die Verhaltensform selbst dürfte etwa viertausend Jahre alt sein.

Mitte 1974, nachdem wir eine Reihe multi-orgasmischer Männer untersucht hatten, nutzten Mina Robbins und Gordon Jensen unser Labor, um eine Versuchsperson zu beobachten, die multi-orgasmisch war. Das fügte unserer Forschungsarbeit einen weiteren Fall hinzu. In dem Bericht, den sie über ihre Forschungen veröffentlichten, erklären sie, daß »... einige Männer mit Verletzungen der Wirbelsäule oder anderen Läsionen der Nerven von Orgasmusempfindungen berichten, ohne daß dabei Ejakulation eintritt ...«.

Wir können ihre Befunde bestätigen. Auch wir verfügen über Daten, die bei solchen Fällen derartige Orgasmusreaktionen festhalten. Ein beidseitig Gelähmter, den wir untersuchten, hatte zuerst Schwierigkeiten, zum Orgasmus zu gelangen; die multiplen Orgasmen, die er dann, angeschlossen an unsere Maschine, hatte, waren für ihn eine neuartige Erfahrung. Jedoch etliche Monate später berichtete er uns, daß seit diesem Erlebnis in unserem Labor multiple Orgasmen jetzt ein regelmäßiger Bestandteil seiner Sexualfunktionen seien. In seiner beruflichen Arbeit mit anderen behinderten Männern konnte er seine Erfahrungen inzwischen nutzbringend weitergeben.

Robbins und Jensen befragten Männer im Alter zwischen zweiundzwanzig und fünfundsechzig Jahren. Der Mann, den sie mit unseren Maschinen untersuchten, war in der oberen Altersgruppe. Sie stellten fest, daß dreizehn der interviewten Männer von Orgasmen ohne Ejakulation während einer Sitzung berichteten (ausgenommen den abschließenden Orgasmus). Dasselbe Reaktionsmuster konnten wir auch bei unseren Versuchspersonen feststellen.

Im gleichen Jahr, in dem die Robbins-Jensen-Studie veröffentlicht wurde, legte Dr. Hartmann vor der Western Psychological Association anläßlich eines Kongresses in San Francisco einen Untersuchungsbericht über multi-orgasmische Männer vor. Zur selben Zeit machte ein Kolumnist aus San Francisco ironische Bemerkungen über die Forschungen von Robbins und Jensen und ließ sich zweifelnd darüber aus, daß Männer multiple Orgasmen haben könnten. Man fand es eine Schande, daß Leute berufsmäßig ihre Zeit mit dergleichen verrückten Ideen vergeudeten.

## Brecher – die Sexualwissenschaftler

Der Robbins-Jensen-Studie zufolge machte Edward M. Brecher in einer erweiterten Ausgabe seines Buches »The Sex Researchers« auch Mitteilungen über multi-orgasmische Männer. Er stellte fest:

»Multi-orgasmische Männer hatten es bewußt gelernt, wie sie beim Orgasmus die Ejakulation zügeln konnten ... Während der Lernphase wurden die Männer aufgefordert, in entscheidenden Momenten mit dem Stoßen aufzuhören oder tiefer als gewöhnlich einzuatmen, um die Ejakulation zu kontrollieren, während sie einen Orgasmus erlebten. Mit fortschreitendem Lernprozeß jedoch und nachdem sie es über eine Reihe von Monaten geschafft hatten, multiple Orgasmen relativ häufig zu erleben, konnten diese Männer berichten, daß es, verglichen mit ihren früheren Erfahrungen, im allgemeinen nur einer geringen oder gar unbewußten Anstrengung bedurfte, um die Ejakulation zu kontrollieren.«

## Die Konnoff-Untersuchungen

Nick Konnoff, ein Student von der California State University, Long Beach, gab 1978 Daten aus unseren Forschungsberichten zu psychosexuellen Merkmalen von drei Gruppen von Männern in den Computer ein: Die Männergruppe mit multiplen

Orgasmen, die Gruppe mit einfachem Orgasmus und Männer mit sexuellen Störungen. Die Daten stammten von sexologischen Erhebungsbogen (Männer) zu den jeweiligen Typen sexuellen Verhaltens. Jede Gruppe umfaßte zwölf Männer, insgesamt also sechsunddreißig.

Konnoff kennzeichnete die drei Gruppen folgendermaßen: multi-orgasmische Männer (MOM), nicht-multi-orgasmische Männer (NMOM) und sexuell dysfunktionale Männer (SDM). Nähere Angaben zu diesen Klassifikationen finden sich im Anhang.

Er fand heraus, daß Männer mit multiplen Orgasmen »im Ganzen gesehen sexuell weitaus funktionstüchtiger sind als die nicht-multi-orgasmischen Männer«. Sie hatten weniger Schwierigkeiten mit vorzeitiger Ejakulation, konnten sich besser zurückhalten, wenn ihre Partnerin nicht zum Orgasmus kam, waren imstande, eine Erektion über lange Zeit nach der Penetration beizubehalten und waren sinnlich empfänglich für alle Körperzonen ihrer Partnerinnen (woraus man schließen kann, daß sie weniger gehemmt waren).

Zurückgreifend auf seine eigenen Erfahrungen in unserem Labor, schrieb Konnoff noch eine zweite, unveröffentlichte Studie mit dem Titel »How to Become Multi-Orgasmic«. Darin schlägt er Masturbation morgens vor dem Aufstehen und dann wieder am Abend vor. »Haben Sie Koitus mit einer Partnerin, sofern Ihnen diese Möglichkeit offensteht. In allen Situationen, in denen es zu einer Stimulation des Gliedes kommt, ist es wichtig, daß der Versuch gemacht wird, den Geschlechtsakt so lange wie möglich auszudehnen. Ein intensives Vorspiel und das Erregen des Mannes ohne Koitusforderung können dabei helfen, sexuelle Lust und sexuelle Reaktionen zu steigern.«

Er gibt folgende weitere Ratschläge:

1. Halten Sie, aufrechtstehend, Ihre Beine im Abstand von fünfundvierzig Zentimetern gespreizt und heben und senken Sie Ihre Hoden mit Hilfe Ihrer Beckenmuskulatur. Tun Sie dies

siebzig- bis hundertmal am Tag. – Genau wie bei den von uns empfohlenen Übungsteilen empfiehlt auch er, daß Sie mit einer geringeren Anzahl beginnen und dann langsam steigern sollten.

2. Sie erkennen die Beckenmuskulatur am besten, wenn Sie den Harnfluß anhalten. Tun Sie dies, während Sie auf der Toilette sitzen, nicht im Stehen. Auf diese Weise, so erklärt er, kann ein Mann lernen, diese Übungen auszuführen, ganz gleich, wo er sich befindet.

3. Masturbation sollte im Liegen durchgeführt werden.

4. Die Erektion sollte so lange wie möglich aufrechterhalten werden.

5. Ein Anspannen der Beine und des Unterleibes sowie der Beckenmuskulatur kann dazu beitragen, die Erektion zu verlängern.

6. Verwenden Sie einen Vibrator während der Masturbation (auch wir finden einen Vibrator hilfreich. Ein Mann und eine Frau können gemeinsam Spaß mit einem Vibrator haben, genauso wie dieser auch für einen Mann schätzenswert sein kann, der allein ist).

7. Setzen Sie den Geschlechtsakt nach der Ejakulation fort. Es wird Ihnen als Lernerfahrung dabei dienen, multi-orgasmisch zu werden.

8. Wenn Sie lernen können, ein hartes, voll erigiertes Glied eine Stunde lang oder länger zu halten und die PC-Muskeln unter willkürliche Kontrolle zu bringen, dann hilft dies dabei, eine Ejakulation zu bremsen oder ganz zu vermeiden.

9. Die Dauer des Vorspiels ist proportional der Anzahl von Orgasmen, die ein Mann erreichen kann (das mag für Konnoff gelten, doch haben wir kein derartiges Verhältnis feststellen können).

10. Die Menge des Ejakulats spiegelt keineswegs die Intensität des Orgasmus wider (wir neigen dazu, ihm hierin zuzustimmen, obwohl wir das Gefühl haben, daß sehr vieles von der individuellen Interpretation der Bewertungsskala abhängt).

11. Konnoff nimmt Bezug auf eine Untersuchung von D. O. Cauldwell, der ein Pamphlet mit dem Titel »Sexual Athletes« geschrieben hat: »... multiple Orgasmen im strengen Sinne des Wortes bedeuten mehr als einen Orgasmus mit derselben Erektion. In einer geringen Anzahl von Fällen ließen sich Männer ermitteln, die zu mehr als einem Orgasmus in der Lage sind und die infolgedessen mehr als eine Ejakulation hatten, bevor ihre Erektion schwand.« Cauldwell beobachtete an dreißig männlichen Personen zwischen sechs und zehn Orgasmen. Sie waren alle noch nicht im Jünglingsalter, und in keinem Fall kam es zu einer Ejakulation. Insgesamt untersuchte er einhundertzweiundachtzig männliche Personen vor der Pubertät.

J. Jones Stuart, ein Gynäkologe und Geburtshelfer, der sich mit Orgasmusstörungen seiner Patientinnen befaßt, begann seine Arbeit mit ihren Ehemännern, indem er ihnen riet, den Koitus hinauszuzögern. Im Verlauf seines Unterrichts kamen einige Männer zu multiplen Orgasmen. Eines seiner Experimente bestand darin, Kondome zu benutzen, um jedes Ejakulat aufzufangen, das mit einem Orgasmus vor der endgültigen Ejakulation ausgeschieden worden war. Er fand heraus, daß frühe Orgasmen ohne abgehende Samenflüssigkeit auftraten, obwohl alle anderen sichtbaren Zeichen für einen Orgasmus feststellbar waren und auch von der Versuchsperson bestätigt wurden. Er gelangte wie wir zu der Schlußfolgerung, daß Orgasmus und Ejakulation zwei getrennte Vorgänge sind. Leider sind bisher keine Forschungen durchgeführt worden über den neurochemisch-muskulären Transfer von Orgasmus und Ejakulation. Sollte das geschehen, dürfte bewiesen sein, daß Orgasmus und Ejakulation zwei getrennte Prozesse sind, die nur durch ihr gleichzeitiges Auftreten miteinander in Verbindung gebracht werden.

## Die Forschungen von Hartman und Fithian

Wir wollen dieses Kapitel nicht abschließen, ohne unsere Forschungsarbeit zum Thema multi-orgasmischer Männer noch einmal darzulegen. Wir haben insgesamt siebenhundertvierzig freiwillige Versuchspersonen beobachtet, davon zweihundertzweiundachtzig Männer. Von diesen wiederum waren dreiunddreißig multi-orgasmisch.

Daraus ergibt sich ein interessanter Gesichtspunkt. Kinsey fand 1948 in seinen Untersuchungen heraus, daß vierzehn Prozent seiner weiblichen Versuchspersonen zu multiplen Orgasmen fähig waren. Untersuchungen aus jüngster Zeit deuten darauf hin, daß inzwischen über fünfzig Prozent der getesteten Frauen multi-orgasmisch sind. Was Männer anbetrifft, so bemerkt Kinsey nur, daß multiple Orgasmen nur bei Knaben in der Vorpubertät und bei einigen älteren Männern vorgekommen seien. Dagegen sind unsere Befunde, daß zwölf Prozent der im Forschungslabor untersuchten Männer multi-orgasmisch sind, schon aufschlußreicher. Das scheint nämlich ein Hinweis darauf zu sein, daß mit größerer Toleranz gegenüber sexuellen Verhaltensweisen Männer und Frauen ihre Fähigkeit, multi-orgasmisch zu sein, weiterentwickelt haben.

Unsere erste multi-orgasmische Versuchsperson lernten wir 1974 anläßlich eines Vortrages kennen. Damals stellten wir lediglich Mutmaßungen darüber an, daß Männer zu multiplen Orgasmen fähig sein könnten. Seit unser Interesse an diesen Untersuchungen inzwischen weithin bekannt ist, kommen Männer, die multi-orgasmisch zu sein glauben, zu uns, um sich die Bestätigung dafür zu holen. Natürlich können wir nicht mit Sicherheit feststellen, ob diese Zahl repräsentativ ist.

Unsere multi-orgasmischen Versuchspersonen sind alle von einem neunkanaligen Rekorder aufgenommen worden. Im Frühjahr 1982 haben wir jene dreiunddreißig Personen aufgezeichnet, die vorhin erwähnt wurden. Eine von ihnen wurde bei achtzehn verschiedenen Gelegenheiten beobachtet und ihre

Reaktionen aufgezeichnet, und auch die Mehrzahl der anderen ist mindestens einige Male untersucht worden, sowohl bei der Masturbation als auch beim Koitus.

Eine von uns getestete Person hatte zwölf Orgasmen in schneller Folge und nach einem erneuten Versuch noch einmal vier. Es handelt sich hier natürlich um zwei getrennte Ereignisse mit dazwischenliegendem Abschlaffen der Erektion. Es war auch nicht typisch für ihre sonstigen Reaktionsweisen, ebensowenig auch für die anderen Männer, die wir untersuchten. Nichtsdestoweniger erfüllt es uns mit Genugtuung, auch in diesem Fall über unanfechtbare Daten zu verfügen. Die durchschnittliche Anzahl von Orgasmen, die ein Mann während des Untersuchungszeitraums hat, ist vier. Einige Männer hatten lediglich zwei, und einer hatte sechzehn.

Die multi-orgasmischen Männer, die wir untersucht haben, stammten aus verschiedenen Schichten. Aufgezeichnet haben wir einen multi-orgasmischen Palästinenser aus Israel, einen Engländer, einen Chinesen, einen Spanier und einen amerikanischen Schwarzen. Ebenso liegen Daten vor von einem Amerikaner, der in China geboren und aufgewachsen ist und von zwei körperlich schwerbehinderten Männern. Wir haben den Eindruck, daß unsere Auswahl hinreichend repräsentativ ist, bezogen auf die Gesamtheit unserer Testpersonen, zu denen unter anderem schwarze Männer aus anderen Ländern und einige Behinderte gehören. Ein vollständiger Bericht über diese Forschungsarbeiten mit umfassendem wissenschaftlichen Datenmaterial soll später in einer mehr wissenschaftlichen Form veröffentlicht werden und dürfte für die Allgemeinheit nicht von Interesse sein.

Aus diesem Bericht wurde ersichtlich, daß wir womöglich über die größte Auswahl multi-orgasmischer Männer verfügen, deren Reaktionen aufgezeichnet worden sind. Doch gewiß sind wir nicht die einzigen Forscher, die an diesem Thema interessiert sind. Unser Forschungsgegenstand scheint uns eine Angelegenheit, die zu untersuchen längst überfällig war.

# Anhang

## Laborbefunde

Bei der Erforschung von Reaktionen im Labor mit Hilfe eines Dynographen vom Typ Beckman R411 mit Männern und Frauen fanden wir heraus, daß sie die gleichen waren. Sämtliche Parameter wurden geändert, und die physiographischen Computerauszüge mußten nicht nur namentlich gekennzeichnet werden, sondern auch mit Angaben zum Geschlecht, um die Erhebungsbogen auseinanderhalten zu können.

Die ersten von Frauen erhobenen Daten erbrachten den Nachweis, daß einzelne und multiple Orgasmen auftreten, mit gelegentlichen Variationen dieses Schemas. Wenn wir uns die Herzfrequenz ansahen, die der eindeutigste und am leichtesten zu untersuchende Paramenter ist, dann zeigte der einzelne Orgasmus Ähnlichkeit mit einer glockenförmigen Kurve. Normalerweise beträgt die Herzfrequenz im niederen Bereich beziehungsweise im Ruhestand etwa siebzig Schläge pro Minute, geht dann beim Orgasmus bis auf etwa einhundertzwanzig hinauf und fällt dann wieder auf siebzig Schläge ab. Wahrgenommen und gemeldet wurde der Orgasmus gewöhnlich auf dem Gipfelpunkt. Es treten auch gewisse Abweichungen auf, abhängig vom Erregungszustand und der körperlichen Verfassung der Person. Beim Orgasmus fielen Kontraktionen der Beckenmuskulatur mit der Erhöhung der Herzfrequenz zusammen.

Einige Frauen hatten mehrere solcher Gipfel und Täler, die wir *diskrete multiple Orgasmen* nennen. Das heißt, sie setzten in einem Grundbereich ein, erreichten einen Höhepunkt und kehrten zur Grundlinie zurück, bevor dann erneut ein Gipfel erreicht wurde.

Einzelner Orgasmus, weiblich

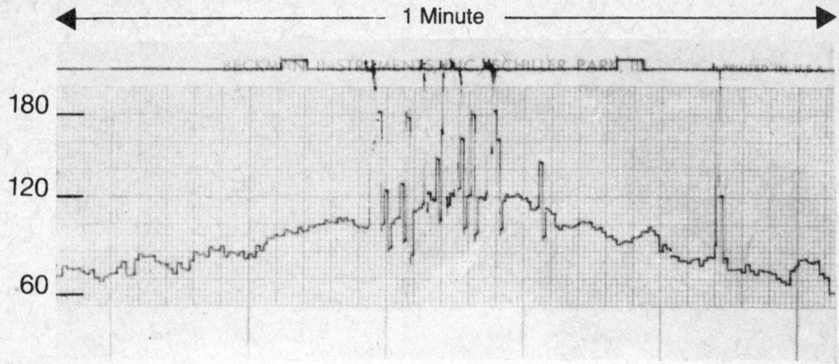


Herzschläge pro Minute

Ein einzelner Orgasmus wird aufgezeichnet mit einer Herzfrequenz von 120 Schlägen pro Minute

Weiblicher Multi-Orgasmus – diskret

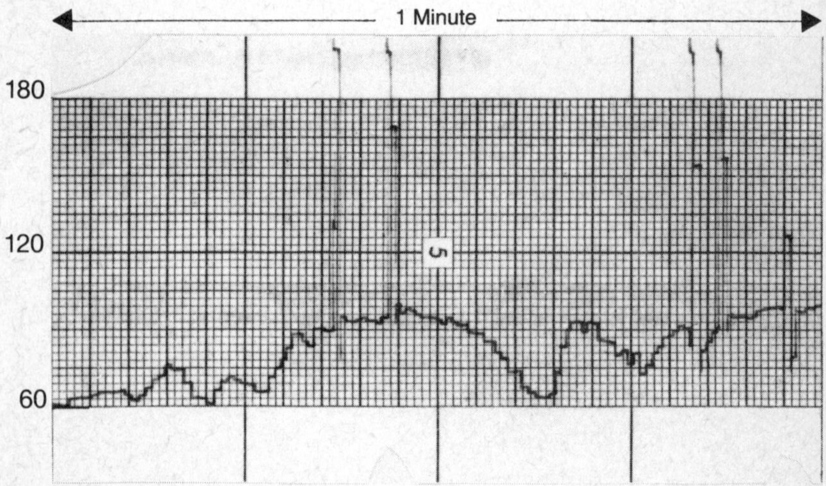


Herzschläge pro Minute

Gesonderte Orgasmen, aufgezeichnet im Abstand von einer Minute während kontinuierlicher Masturbation

Wir begegneten anderen Frauen mit unterschiedlichen Grundmustern: ihre Herzfrequenz kehrte nicht zum Ausgangspunkt zurück, sondern blieb hoch und erreichte in schneller Folge eine Anzahl von Gipfeln, die die Frauen als Orgasmen bezeichneten. Das nannten wir einen *kontinuierlichen multiplen Orgasmus*.

Andere Aufzeichnungen wiederum wiesen die Kombination einer Anzahl diskreter Orgasmen mit Phasen kontinuierlicher multipler Orgasmen auf.

Wir haben tausende weiblicher Orgasmusreaktionen untersucht, die Anzahl ist bei Männern vergleichsweise geringer.

Kontinuierlicher Multi-Orgasmus der Frau

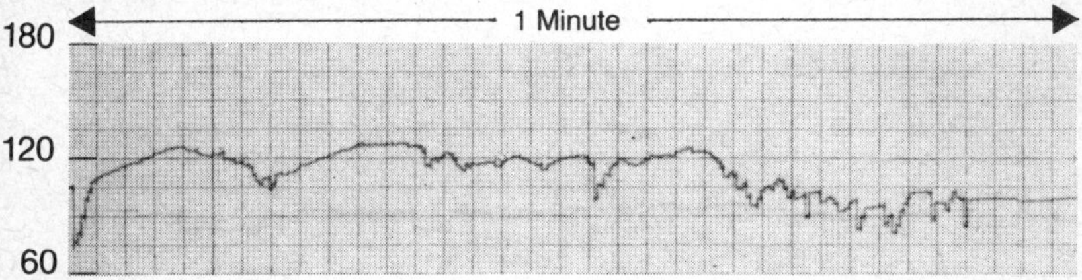


Herzschläge pro Minute

Drei aufeinanderfolgende Orgasmen, aufgezeichnet im Abstand von weniger als zwei Minuten, mit kontinuierlich hohen Herzfrequenzen von annähernd 130 Schlägen pro Minute

Weiblicher Multi-Orgasmus – Kombination

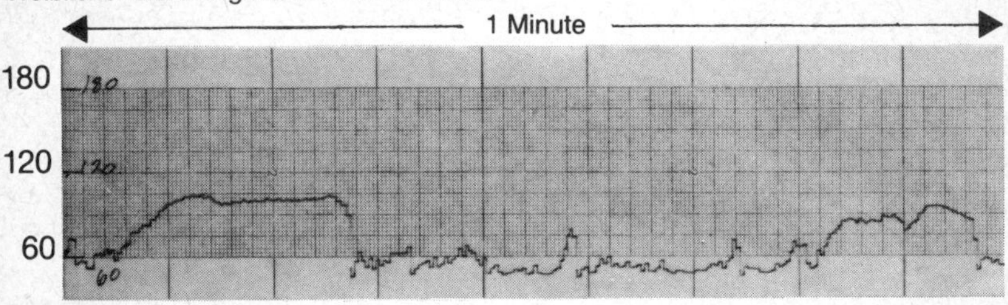


Herzschläge pro Minute

Zwei kontinuierliche Orgasmen mit nachfolgendem Abfallen auf die Grundline für die Dauer einiger Minuten und danach ein diskreter Orgasmus

Ähnlichkeit des Orgasmus bei Mann und Frau

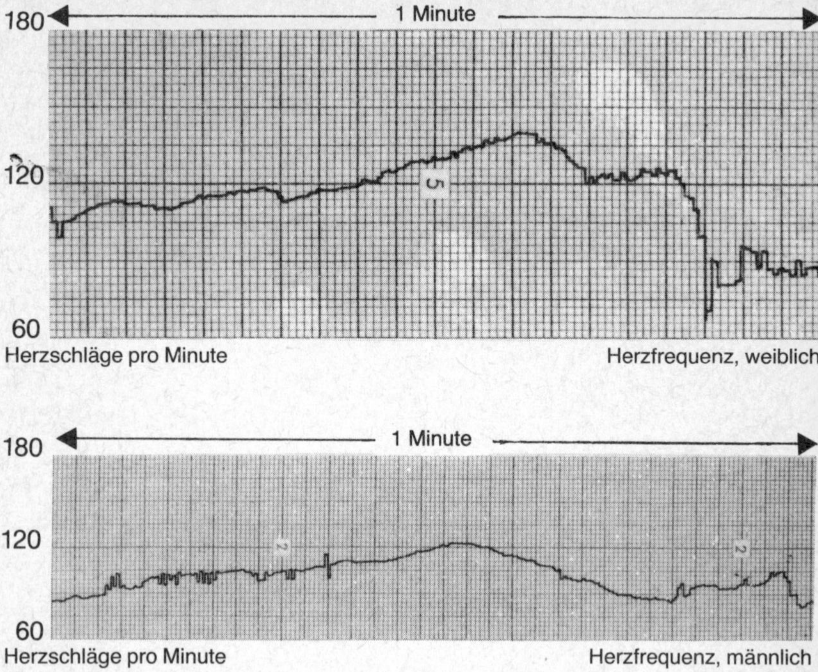


Höchste Herzschlagzahl bei einzelnen Orgasmen mit deutlichen Entsprechungen des Kurvenverlaufs

Das graphische Bild eines einzelnen Orgasmus bei einem Mann sieht dem einer Frau sehr ähnlich. Obwohl es eine bemerkenswertte Gleichförmigkeit in den einzelnen Aufzeichnungen einer individuellen Testperson gibt, sind sie niemals einander völlig identisch. Wir nennen dieses Phänomen den »Fingerabdruckeffekt.«

Bei einer Auswahl von vierhundertfünfundfünfzig Frauen, die im Zentrallabor untersucht wurden, zeigte es sich, daß einige bereits relativ schnell zum Orgasmus fähig waren, wobei die kürzeste Spanne drei Minuten betrug.

Die durchschnittliche Dauer lag nahe bei zwanzig Minuten, und einige brauchten fast eine Stunde, bevor ihr erster Orgasmus erreicht war. Sex ist eine physische Aktivität. Sie erfordert ein großes Maß an Energie, Anstrengung und Ausdauer, bis es zum Orgasmus kommen kann. Diejenigen, die keinen Orgasmus erreichen, geben oftmals auf. Erreichen des Orgasmus ist ein erlerntes Verhalten, und Menschen, die damit Schwierigkeiten haben, haben oftmals nicht gelernt, die vielfältigen Anzeichen zu erkennen, die sie ohne Umweg dahin führen. Diejenigen, die schnell zum Orgasmus gelangen, wissen, wie sie dazu kommen.

Im Laufe unserer Forschungsarbeiten war unsere nächste Überlegung die folgende: Da Frauen zu einzelnen wie auch zu kontinuierlichen multiplen Orgasmen fähig sind und sich männliche und weibliche Genitalien aus demselben embryonalen Gewebe entwickeln, wäre es da nicht möglich, daß auch Männer multi-orgasmisch sein können? Physiologen und andere Fachwissenschaftler, die wir befragten, verneinten mit der Begründung, daß ein Mann ejakuliert, wenn er einen Orgasmus hat – eine begrenzte Menge Ejakulat setze der Anzahl der Orgasmen eine Grenze. Marilyn Fithian gewann aus derselben Erkenntnis wie wir den Eindruck, daß die Sache damit keineswegs abgetan sei. Auch ihr schien es unwahrscheinlich, daß Frauen und Männer im Hinblick auf multiple Orgasmen so sehr verschieden sein sollten.

Dann geschahen ungefähr um dieselbe Zeit gleich mehrere Dinge auf einmal. Um 1970 stand in einem Zeitungsartikel zu lesen, daß Männer, die das Medikament Mellaril eingenommen hatten, imstande waren, die Ejakulation zurückzuhalten. Wir begegneten in der Therapie zwei atypischen Klienten. Der eine hatte Ejakulationen ohne Orgasmus, und der andere hatte Orgasmusempfindungen, ohne jedoch zu ejakulieren. Es wurde offenkundig, daß Ejakulation und Orgasmus nicht dasselbe sind und daß man folglich das eine ohne das andere haben konnte. Es war nicht mehr widersinnig, anzunehmen, daß

Einzelner Orgasmus beim Mann

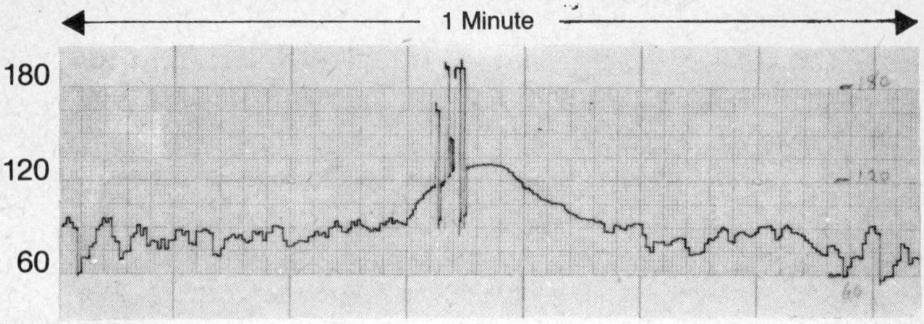


Herzschläge pro Minute

Aufzeichnung eines einzelnen Orgasmus am Gipfelpunkt der Herzfrequenz bei annähernd 120 Schlägen pro Minute

Multi-Orgasmus des Mannes – diskret

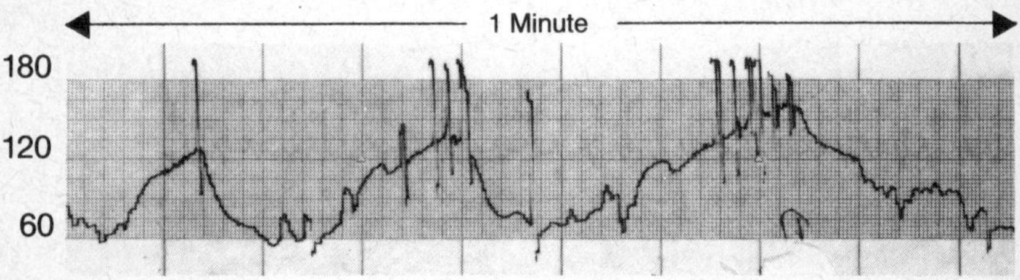


Herzschläge pro Minute

Drei dicht aufeinanderfolgende Orgasmen, jedoch jeweils mit Rückkehr zur Ausgangsfrequenz der Herztätigkeit zwischen jedem einzelnen Orgasmus

Multi-Orgasmus des Mannes – kontinuierlich

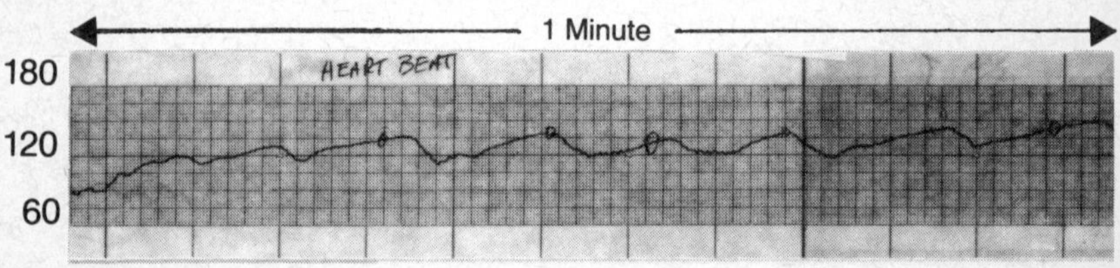


Herzschläge pro Minute

Aufzeichnung von drei Orgasmen ohne Rückkehr zur Ausgangsfrequenz der Herztätigkeit zwischen den jeweiligen Orgasmen

Männer genauso multi-orgasmisch sein könnten, wie es die Frauen sind.

Die nachfolgenden zehn Jahre Forschungsarbeiten und die Beschäftigung mit mehr Klienten, die derartige Probleme hatten, haben gezeigt, daß dies der Fall ist. Zusätzlich fanden wir bei Durchsicht der früheren Literatur zahlreiche Hinweise auf Kinseys Arbeiten und seine Befunde, aus denen sich die Trennung von Ejakulation und Orgasmus herleiten ließ.

Zum Vergleich der Funktionen von Mann und Frau können die abgebildeten Reaktionsmuster herangezogen werden. Eher typisch für das männliche Orgasmusschema ist der einzelne Orgasmus. Bei Männern, die multi-orgasmisch sind, treten verschiedene Grundmuster auf, wie das auch bei Frauen der Fall ist.

Die Messungen beweisen, daß das Schema der multiplen Orgasmen des Mannes dem der Frauen sehr ähnlich ist. Wir wissen weitaus mehr über weibliche Reaktionen, da wir über erheblich mehr Untersuchungsmaterial zum Orgasmus der Frau verfügen und multi-orgasmische Reaktionen bei Männern zahlenmäßig geringer sind. Wir haben allerdings eine ausreichende Anzahl von Datenblättern, um erkennen zu können,

Männlicher Multi-Orgasmus – Kombination

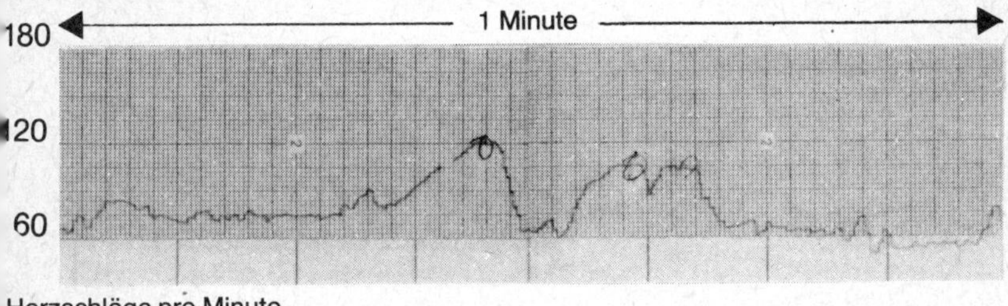


Aufzeichnung eines einzelnen Orgasmus am Gipfelpunkt der Herzfrequenz, mit Rückkehr zur Grundlinie, gefolgt von zwei kontinuierlichen Orgasmen ohne zwischenzeitliches Abfallen auf die Grundlinie

Beckenmuskulatur

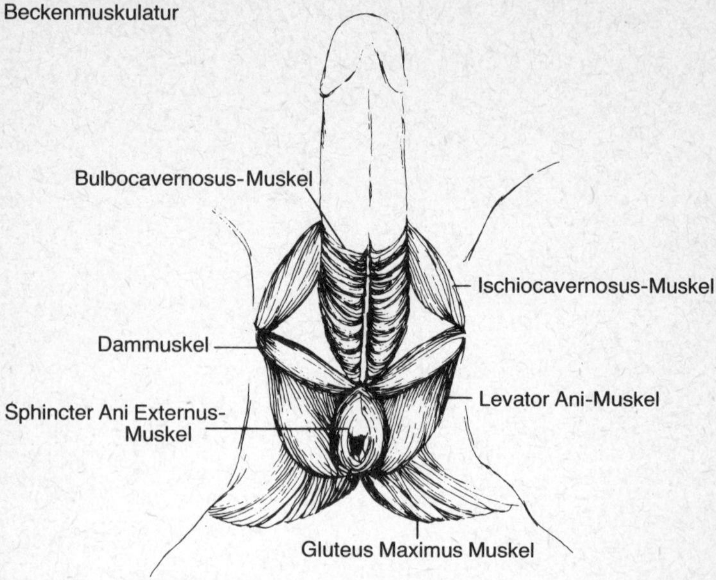


daß multiple Orgasmen weitaus verbreiteter sind, als gewöhnlich angenommen wird. Die Tatsache, daß multiple Orgasmen gelernt werden, macht sie zugleich auch lehrbar.

## Retrograde Ejakulation

Eine retrograde Ejakulation kommt dann vor, wenn das Ejakulat zurück in den hinteren Ureter und von dort in die Blase geht, anstatt in den vorderen Ureter zu fließen, und dann auf normalem Wege durch die Harnleitermündung des Gliedes austritt.

## Surrogat-Partner (»Helfer«)

Bei einem Surrogat handelt es sich um einen professionell ausgebildeten Mann oder eine Frau, die vom Therapeuten einer unverheirateten Person zur Verfügung gestellt wird, die während der Intensivphase der Sexualtherapie ohne Partner ist.

## Wichtige Muskeln

Der *Bulbocavernosus* (Blasenscheidenmuskel) dient der Kontrolle beim Harnlassen und hat unterstützende Funktionen während einer Erektion. Dieser Muskel umschließt den Penisschaft. Ein zweiter Muskel, der bei Herbeiführung einer Erektion hilfreich ist, ist der sogenannte *Ischiocavernosus,* desgleich die querlaufende Muskulatur des Dammes. Die Bewahrung eines gesunden Beckens durch Übung dieser Muskeln ist eine vorzügliche Hilfe, um Erektionen zu bekommen, aufrechtzuerhalten und die multi-orgasmische Funktion zu unterstützen.

## Präkoitale Flüssigkeit

Die Cowper'schen Drüsen sekretieren eine alkalische Flüssigkeit, die ein Gleitmittel im Harnleiter darstellt, so daß das Sperma leicht abfließen und austreten kann.

Ist ein Mann stark erregt, kommt es oft zu verstärkter Absonderung dieser Flüssigkeit. Manche Frauen finden dies abstoßend.

Ejakulation und präkoitales Sekret sind jedoch Teil normaler Reaktionen im Erregungszustand.

## Erektion

Eine Erektion ist die Versteifung oder das Hartwerden des Penis, verursacht durch den Zustrom von Blut in kavernoses Gewebe, das sind zylindrische Höhlen im Penis, die *Corpora cavernosa* genannt werden.

Bei sexueller Erregung wird der Penis länger und dicker. Ein kleiner Penis in schlaffem Ausgangszustand vergrößert sich mehr als ein großer schlaffer Penis, so daß Unterschiede in der Größe des Gliedes sich bei der Erektion gewöhnlich ausgleichen.

In der Frühphase sexueller Erregungszustände werden die Hoden körperwärts angehoben.

Beim Älterwerden des Mannes ist vielfach der Unterschied zwischen schlaffem und erigiertem Zustand des Penis weniger bemerkbar.

## Die Konnoff-Untersuchungen

Er unterscheidet drei Gruppen: multi-orgasmische Männer (MOM), nicht-multi-orgasmische Männer (NMOM) und die sexuell dysfunktionalen Männer (SDM).

Er definiert den multi-orgasmischen Mann (MOM) als »einen Mann mit der Fähigkeit, mehr als einen Orgasmus und/oder eine Ejakulation während des Koitus oder der Masturbation ohne Abschwellung des erigierten Penis zu erleben bei einer nur kurzen oder gar keiner Erholungsphase zwischen den aufeinanderfolgenden Orgasmen«. Der Begriff multipelorgasmisch kann einschließen, daß mit jedem aufeinanderfolgenden Orgasmus entweder eine Ejakulation stattfindet oder aber auch nicht.

Die erhobenen Daten geben einen Hinweis darauf, daß »im allgemeinen multipel-orgasmische Männer im ganzen funktionstüchtiger sind als die nicht multi-orgasmischen Männer«. Weitere Unterschiede: weniger Schwierigkeiten mit vorzeitiger Ejakulation; bessere Einfühlung, wenn die Partnerin nicht zum Orgasmus gelangt ist; die Fähigkeit, eine Erektion über einen längeren Zeitraum nach der Penetration aufrechtzuerhalten, und geringere Abneigung gegenüber der Berührung sämtlicher Körperzonen der Partnerin, was auf geringere Hemmungen hinweisen könnte.

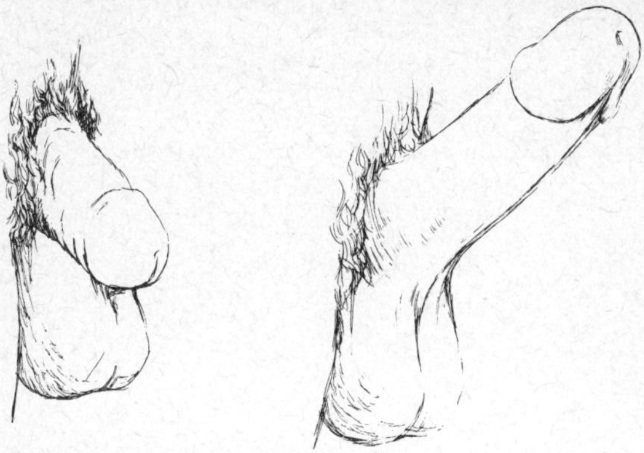

Penis, schlaff und erigiert

## Masturbationsmaschinen

Hinweise im Text sowohl auf tragbare als auch auf stationäre Masturbationsmaschinen beziehen sich auf Gerätetypen, die hergestellt wurden von:

| | | |
|---|---|---|
| Funways Inc. | | Funways Inc. |
| P.O. Box 9691 | oder | 15424 Cabrito Road |
| North Hollywood, | | Van Nuys, |
| California 91609 | | California 91406 |

## Film oder Buch

Das Centre for Marital and Sexual Studies hat einen Film mit dem Titel, »Multi-Orgasmic Male« produziert. Der Verkauf und die Ausleihe sind auf die berufliche Nutzung durch Therapeuthen beschränkt. Außerdem ist das Buch »Treatment of Sexual Dysfunction« von William E. Hartman und Marilyn Fithian erhältlich. Anfragen und Zuschriften für Film oder Buch sind zu richten an:

Centre for Marital and Sexual Studies
5199 East Pacific Coast Highway, Suite 503
Long Beach, California 90804

## *Zu den Tests benutzter Tagesprotokoll-Bogen*

Name: ______________________ Woche beginnt am: ______________

Bitte Anzahl des täglichen Vorkommens 1–13 eintragen. Häufungen von Einzelpunkten der Rubriken sind möglich; nur Schwerpunkte anführen, Doppeleintragungen nur, wenn direkte Beziehung besteht (Beispiel: 10 und 11). Falls Erektion nur in Rückenlage und Abklingen bei Verlassen dieser Stellung, bitte angeben. Falls Medikation innerhalb von 24-Std.-Zeitraum, Art der Medikation benennen.

| | Mo | Di | Mi | Do | Fr | Sa | So |
|---|---|---|---|---|---|---|---|
| 1. Sexueller Traum (Trauminhalt umseitig angeben) | | | | | | | |
| 2. Sexuelle Phantasie (Phantasie umseitig notieren) | | | | | | | |
| 3. Nächtliche Ejakulation | | | | | | | |
| 4. Erektion morgens o. a. Tageszeit, keine Masturbation, keine Sexspiele* | | | | | | | |
| 5. Erektion mit Masturbation*, keine Sexspiele | | | | | | | |
| 6. Masturbation mit Ejakulation*, keine Sexspiele | | | | | | | |
| 7. Erektion mit Partner*, Sexspiele | | | | | | | |
| 8. Ejakulation mit Partner, Sexspiele | | | | | | | |
| 9. Geschlechtsverkehr | | | | | | | |
| 10. Falls Geschlechtsverkehr, Stärke der Erektion auf Skala 0–10 | | | | | | | |
| 11. Falls Geschlechtsverkehr, geschätzte Dauer | | | | | | | |
| 12. Beckenübungen – Schnell | | | | | | | |
| 13. Anspannen und Halten | | | | | | | |

Zur Erläuterung: Wahrgenommene Veränderungen/Unterschiede physischer, emotionaler, psychischer Art oder auf der Wahrnehmungsebene sowie alles, was Sie als neuartig empfinden, könnte wichtig sein. Wenn Sie eine Partnerin haben: Welche Unterschiede haben Sie bei ihr bemerkt? Falls erforderlich, benutzen Sie bitte die Rückseite für Ihre Mitteilungen.

* Bitte Grad der Erektion auf Skala von 0–10 angeben (10 = volle Erektion). Zeitliche Dauer der Aktivität vermerken.

## *Literatur*

Allgeier, Elizabeth Rice, und A. R. Allgeier. *Sexuael Interactions*. Lexington, Massachusetts: D. C. Heath & Co., 1984.

American Medical Association. *Human Sexuality*. 1972.

Annon, J. *The Behavioral Treatment of Sexual Problems*. Honolulu, Hawaii: Enabling Systems, 1974.

Beigel, Hugo G. *Sex from A to Z*. New York: Stephen Daye Press, 1961.

Block, Iwan. *Strange Sexual Practices in All Races of the World*. Übers. von Keene Wallis. New York: Falstaff Press, Inc., 1933.

Becher, Edward M. *The Sex Researchers,* Expanded Edition. San Francisco: Specific Press, 1979.

Chang, Jolan. *The Tao of Love and Sex, The Ancient Chinese Way to Ecstacy*. New York: E. P. Dutton, 1977.

Chow, Eric. *The Dragon and the Phoenix, Love Sex and the Chinese*. London: Michael Joseph, 1971.

De Ropp, Robert S. *Sex Energy*. New York: Delacorte Press, 1969.

Douglas, Nick, und Penny Shigis. *Sexual Secrets; The Alchemy of Ecstacy*. New York: Destiny Books, 1979.

Edward, Allen, und R. E. L. Masters. *The Cradle of Erotica*. New York: Julian Press, Inc., 1963.

Edward, Allen. *The Jewel in the Lotus*. New York: Julian Press, Inc., 1964. Deutsche Übersetzung: Juwel im Lotus. München: Heyne 1980.

Garrison, Omar. *Tantra: The Yoga of Sex*. New York: Julian Press, Inc., 1964.

Gernsback, Hugo. »Question and Answer Section.« *Sexology* magazine. März 1959, April 1962.

Gilette, Paul. *The Complete Sex Dictionary*. New York: Award Books, 1969.

Goldberg, B. Z. *The Sacred Fire*. New York: University Books, 1958.

Hartman, William, E., und Marilyn A. Fithian. *Treatment of Sexual Dysfunction*. Long Beach, California: Center for Marital and Sexual Studies, 1972; New York: Jason Aronson, 1974.

Hegeler, Inge und Sten. *An ABZ of Love*. New York: Medical Press of New York, 1963.

Hite, Shere. *The Hite Report*. New York: Macmillan, 1976. Deutsche Übersetzung: Hite-Report. Das sexuelle Erleben der Frau. München: Bertelsmann 1977, Bayreuth: Gondrom 1983, als Taschenbuchausgabe München: Goldmann 1984. Hite-Report II. Das sexuelle Erleben des Mannes, München: Bertelsmann 1984, als Taschenbuchausgabe: Goldmann 1984.

Marcus, Irwin M. »Masturbation.« In *On Sexuality,* Toksoz B. Karasu and Charles W. Socarides, Hrsg. New York: International University Press, 1979.

Kinsey, Alfred C., Wardell B. Pomeroy, Clyde E. Martin. *Sexual Behavior in the Human Male*. Philadelphia: W. B. Saunders Co., 1948. Deutsche Übersetzung: Das sexuelle Verhalten des Mannes. Berlin-Frankfurt/M. 1955.

Kinsey, Alfred C., Wardell B. Pomeroy, Clyde E. Martin, Paul H. Gebhard u. a. *Sexual Behavior in the Human Female*. Philadelphia: W. B. Saunders Co., 1953. Übersetzung: Das sexuelle Verhalten der Frau. Berlin-Frankfurt/M. 1954.

Konnoff, Nick S. »Ways of How to Become a Multiple Orgasmic Male.« Unveröffentlichte Ausgabe, 1980.

Konnoff, Nick S. »Psychosexual Characteristics of Mutiple Orgasmic Males Versus Non-Multiply Orgasmic and Sexually Dysfunctional Males.« Unveröffentlichte Ausgabe, 1979.

Ladas, Alice, Beverly Whipple, John Perry. *The G-Spot.* New York: Holt, Rinehart, and Winston, 1982.

Masters, William H., und Virginia E. Johnson. *Human Sexual Inadequacy.* Boston: Little, Brown, 1970. Deutsche Übersetzung: Die sexuelle Reaktion. Reinbek: Rowohlt 1984.

McCary, James L. *Human Sexuality,* 3. Aufl. New York: Van Nostrand, 1978.

Moses, Eugene B. »Questions and Answers on Premature Ejaculation.« *Sexology* magazine, November 1958.

Netter, Frank H. *The CIBA, Collection of Medical Illustrations: Volume 2, Reproductive System.* CIBA Pharmaceutical Co., 1954.

Nilsson, Lennart. *Behold Man.* Boston: Little, Brown & Co., 1974.

Pomeroy, W. B. *Boys and Sex.* New York: Delacorte Press, 1968.

*Physicians Desk Reference 1974.* Oradell, New Jersey: Medical Economics Co.

*Physicians Desk Reference 1984.* Oradell, New Jersey: Medical Economics Co.

Robbins, Mina B., und Gordon Jensen. »Multiple Orgasm in Males.« *The Journal of Sex Research,* Bd. 14, Nr. 1, S. 21–26, Februar 1978.

Robinson, Victor, Hrsg. *Encyclopedia Sexualis.* New York: Dingwall Rock Ltd., 1936.

Robertson, Constance Noyes. *Oneida Community; An Autobiography 1851–1876.* New York: Syracuse University Press, 1972.

Scott-Morley, A. *Encyclopedia of Sex Worship,* Bde 1, 2 und 4. London: Walton Press, 1967.

Secor, H. W. »The Facts about Ejaculation.« *Sexology* magazine. Mai 1959.

Sealy, Shirley. *The Celebrity Sex Register.* New York: Simon and Schuster, 1982.

28.–
8J3

Shahin, Bishara. Unveröffentlichte Ausgabe. United States International University, 1983.

Stone, Hannah und Abraham. *Marriage Manual.* New York: Simon and Schuster, 1937.

Suriew, Robert. *Sarve' Naz.* Geneva: Nagel Publishers, 1967.

Tannahill, Reay. *Sex in History.* New York: Stein & Day, 1980.

Tripp, Dr. C. A. »Good Questions.« *Forum* magazine, S. 12. October 1982.

Vatsyayanas, Mallanaga *Kama Sutra, the Hindu Art of Love.* Übers. von S. C. Upadhyaya. Bombay: D. B. Tarapvevala Sons & Co., 1961. Deutsche Übersetzung: Das Kamasutra. Rastatt: Moewig 1980.

Wallace, Irving, Amy Wallace, David Wallechinsky, Sylvia Wallace. *The Intimate Sex Lives of Famous People.* New York: Delacorte Press, 1981.

Westermark, Edward. *The History of Human Marriage,* Bd 1. London: Macmillan & Co., 1921.

Wolfe, Linda. *The Cosmo Report.* New York: Arbor House, 1981.

Zilbergeld, Bernie. *Male Sexuality.* Boston: Little Brown & Co., 1978.

CIP-Kurztitelaufnahme der Deutschen Bibliothek

*Hartman, William:*
Jeder Mann kann: d. Erfüllung männl. Sexualität /
William Hartman; Marilyn Fithian. [Aus d.
Amerikan. von Jürgen Behrens]. – Berlin ;
Frankfurt/Main ; Wien : Ullstein, 1985.
Einheitssacht.: Any man can ‹dt.›
ISBN 3-550-07735-1

NE: Fithian, Marilyn: